DES MICROZYMAS

ET DE LEURS FONCTIONS

AUX DIFFÉRENTS AGES D'UN MÊME ÊTRE,

MONTPELLIER. — TYPOGRAPHIE BOEHM ET FILS.

DES
MICROZYMAS

ET DE LEURS FONCTIONS

AUX DIFFÉRENTS AGES D'UN MÊME ÊTRE

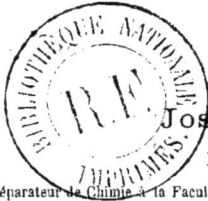

PAR

Joseph BÉCHAMP

DOCTEUR EN MÉDECINE

Préparateur de Chimie à la Faculté de médecine ; Membre de la Société de médecine et de chirurgie
pratiques ; Membre de la Société médicale d'Émulation.

MONTPELLIER

C. COULET, LIBRAIRE-ÉDITEUR

LIBRAIRE DE LA FACULTÉ DE MÉDECINE
ET DE L'ACADÉMIE DES SCIENCES ET LETTRES
Grand'Rue, 5

PARIS

ADRIEN DELAHAYE, LIBRAIRE-ÉDITEUR

Place de l'École-de-Médecine

1875

DES MICROZYMAS

ET DE LEURS FONCTIONS

AUX DIFFÉRENTS AGES D'UN MÊME ÊTRE.

Histoire de la découverte de la nature et de la fonction des Granulations moléculaires.

Les physiologistes, les histologistes et les chimistes ont signalé depuis longtemps dans les liquides de l'organisme, dans les cellules et dans certaines fermentations, des productions qui ont été désignées sous le nom de granulations moléculaires. Ces productions sont invariablement, les circonstances étant favorables, animées d'un mouvement de trépidation qui a reçu le nom de mouvement brownien. Mais, bien que dans l'origine [1] on ait tenté de leur attribuer quelque rôle dans la genèse des éléments figurés de l'organisation, on a bientôt fini par se borner à en signaler l'existence dans les milieux où on les rencontrait. Ce qu'il y a de certain, c'est que dans toutes les planches d'histologie, les granulations moléculaires sont dessinées autour ou dans la figure principale.

Les granulations moléculaires, ainsi que leur nom l'indique, sont des objets microscopiques d'une petitesse extrême. Les plus petites peuvent avoir moins de $0^{mm},0005$, les plus grosses tout au plus $0^{mm},003$. On les a divisées en *granulations moléculaires graisseuses, grises ou poussière organique, pigmentaires, protéiques*, etc.

[1] *Anatomie générale* de Henle.

2

Le mouvement dont elles peuvent être animées les avait d'abord fait considérer comme douées des propriétés de l'animalité et de l'organisation. Les substances amorphes appelées *blastèmes, plasma, protoplasma*, en contiennent des quantités considérables, et Heusinger appelait ces sortes de matières amorphes du nom de substance de formation [1]. Mais depuis que Robert Brown eut constaté que des matières évidemment et purement minérales peuvent présenter le même mouvement de trépidation ou d'oscillation qu'il avait remarqué sur les granules de la chlorophylle et de la favilla, on cessa de considérer leur mobilité comme caractéristique de leur vitalité, et en réalité ce n'est pas sur ce fait que peut être fondée la démonstration que certaines granulations moléculaires sont organisées et douées de vie. Ce n'est que de l'étude de leurs fonctions physiologique et chimique que cette conclusion peut être tirée.

Dans le *Dictionnaire de Nysten* (11ᵉ édition, par E. Littré et Ch. Robin), nous lisons cette définition :

« *Granulations moléculaires, granules moléculaires, corpuscules moléculaires.* — Granulations très-petites, formées de substance organisée, qu'on trouve en suspension dans toutes les humeurs du corps, soit interposées aux fibres des tissus, soit incluses dans la substance des cellules, des fibres ou autres éléments anatomiques, soit surtout dans beaucoup d'espèces de matières amorphes. »

On pourrait peut-être conclure de cette définition que M. Ch. Robin admet l'organisation des granulations moléculaires. Mais il faut savoir que pour ce savant, « une matière complétement homogène, amorphe, sans structure (de *structus*, bâti) en un mot, pourra être reconnue comme substance organisée, si elle a ce caractère : d'être constituée par des principes immédiats nombreux, appartenant à trois groupes ou classes distinctes, unis molécule à molécule par combinaison spéciale et dissolution réciproque. C'est là, il et vrai, le caractère d'ordre organique le

---

[1] Robin ; *Leçons sur les substances amorphes et les blastèmes.* 1866.

plus simple, le plus élémentaire; mais il suffit, pour qu'on puisse dire qu'il y a organisation, que la substance est organisée; et, toute simple qu'est cette organisation, c'est assez pour que la substance puisse vivre [1] ». Et les blastèmes [2] sont définis : « des espèces de substances amorphes, liquides ou demi-liquides, soit épanchées entre les éléments anatomiques préexistants, dans un tissu ou à sa surface, soit interposées entre des éléments qui naissent à leurs dépens, au fur et à mesure de leur production au sein ou à la surface d'un tissu ». On voit par là que le blastème possède le genre d'organisation sans structure énoncé plus haut, et que les granulations moléculaires qui s'y trouvent ne sont pas considérées comme construites, c'est-à-dire douées de structure. Pour nous, les blastèmes et ce qu'on appelle protoplasma sont vivants, parce que les granulations moléculaires qui y existent nécessairement sont organisées et vivantes, mais dans un autre sens que celui admis par M. Robin, lequel, quoique affirmant que la composition des blastèmes ne soit qu'imparfaitement connue, les considère cependant comme formés de principes minéraux et organiques particuliers, différents de ceux du plasma, mais dans lequel il ne fait jouer aucun rôle aux granulations moléculaires [3]. Nous verrons qu'il n'en a pas été toujours ainsi, et que Burdach et Henle avaient donné plus d'attention à ce sujet, quoique dans un autre sens que celui que nous lui accordons.

Mais si les physiologistes et les histologistes ont négligé de tenir compte des granulations moléculaires, les chimistes, à leur suite, ne leur ont pas accordé plus d'importance. Ainsi, lorsque M. Berthelot publia ses recherches sur la fermentation, il nota dans plusieurs de ses expériences l'apparition de granulations moléculaires, mais en se contentant de mentionner leur présence. J'ajoute que pour la partie micrographique, M. Berthelot s'était

[1] *Dictionnaire de Nysten* (11me édition, par MM. E. Littré et Ch. Robin), art. *Organique*, pag. 994.

[2] *Ibidem*, pag. 170.

[3] Charles Robin; *Leçons sur les substances amorphes*, pag. 16 et 17.

éclairé des lumières de M. Robin. Il en a constaté la présence dans une fermentation où il n'avait employé que de la gélatine, substance privée de toute structure organisée, du sucre, du bicarbonate de potasse, de l'acide carbonique et de l'eau ; mais, d'après l'illustre chimiste, elles ne sont pour rien dans le phénomène : c'est la gélatine, dont la décomposition est dirigée dans un sens déterminé par la présence du bicarbonate de potasse, qui est la cause de la fermentation[1]. Ainsi, loin d'attribuer un rôle aux granulations présentes, c'est à une substance dénuée d'organisation et de structure (la gélatine) et à une matière minérale (bicarbonate de potasse) que l'on rapporte le pouvoir de transformer le sucre en alcool et acide carbonique.

DE LA FONCTION DES GRANULATIONS MOLÉCULAIRES.

Ces préliminaires suffisent pour établir que dans l'opinion commune le rôle des granulations moléculaires, soit au point de vue physiologique, soit au point de vue chimique, était complétement méconnu, et nous verrons par la suite qu'aujourd'hui même il est nié par plusieurs savants.

C'est dans un travail publié en 1857, et dont les expériences qui lui servent de base remontent à 1854, que mon père signala pour la première fois le rôle actif des granulations moléculaires dans les fermentations. Après avoir constaté que le sucre de canne ne s'intervertit pas spontanément, soit lorsqu'on le dissout dans l'eau, soit qu'on ajoute certains sels à la solution, il nota que l'interversion était corrélative de la naissance de moisissures. Dans certains cas, au lieu de moisissures, il nota l'apparition de ce qu'il a appelé des «petits corps», les granulations moléculaires des auteurs, et n'hésita pas à leur attribuer la même fonction qu'aux moisissures, c'est-à-dire le pouvoir d'intervertir et de faire fermenter le sucre de canne[2].

[1] Berthelot ; *Chimie organique fondée sur la synthèse*, tom. II, pag. 625. 1860.
[2] *Annales de chimie et de physique*, 3me série, tom. LIV, pag. 28. 1858.

C'est dans ce travail que l'auteur, avant les recherches contemporaines sur la génération spontanée, montra que les moisissures et les granulations moléculaires étaient apportées dans les solutions par les poussières atmosphériques, et c'est à ce propos qu'il créa la méthode de recherche qu'il a développée depuis et que nous appliquerons dans ce travail, après l'avoir exposée plus loin.

Il ne faudrait pas s'imaginer que ce fût une chose très-simple de faire admettre la transformation chimique du sucre de canne en glucose, par l'influence des moisissures. L'idée de supposer une activité chimique aux organismes de cet ordre était toute neuve alors; aussi rencontra-t-elle un contradicteur, M. Maumené, qui affirma que les moisissures n'étaient pour rien dans l'interversion du sucre de canne, et que le phénomène était dû simplement à l'action de l'eau. C'est qu'on était habitué à considérer les phénomènes de fermentation comme corrélatifs d'une altération de quelque matière albuminoïde. Or, dans ces expériences n'intervenait aucune matière de cet ordre ; loin de là, il s'en formait, car les moisissures développées, chauffées avec la potasse caustique, dégageaient de l'ammoniaque, résultat de la décomposition des matières albuminoïdes constitutives de leurs tissus. Ainsi, à cette époque, montrait-on que la transformation du sucre de canne était le résultat d'un phénomène physiologique dans lequel l'agent transformateur créait, de toute pièce, les éléments de son organisation, et pouvait-on comparer cette transformation à celle de la diastase sur la fécule, préludant ainsi à la découverte des zymases.

A partir de la publication de ce travail, l'attention était éveillée sur le rôle que peuvent exercer les granulations moléculaires dans les phénomènes de fermentation en général et d'altération de certains liquides de l'organisme en particulier.

Après une série de recherches et de vérifications, la théorie s'affirme, et dans une lettre à M. Dumas [1], M. A Béchamp disait:

[1] *Annales de chimie et de physique*, 4me série. tom. VI, pag. 248. 1865.

« La craie et le lait contiennent des êtres vivants déjà développés, fait qui, observé en lui-même, est prouvé par cet autre fait, que la créosote employée à dose non coagulante n'empêche pas le lait de se cailler plus tard, ni la craie de transformer, sans secours étrangers, le sucre et la fécule en alcool, acide acétique, lactique et butyrique ».

L'année suivante, poursuivant toujours le même ordre d'idées, il affirma que la cause qui fait vieillir les vins est une fermentation provoquée par des organismes qui succèdent au ferment alcoolique proprement dit ; des êtres très-petits et très-mobiles, des granulations qui ne sont visibles qu'à un très-fort grossissement [1].

La même année [2], des organismes de même nature sont notés avec insistance dans la fermentation de l'urine.

Tandis que ces recherches sur le vin et sur l'urine s'accomplissaient, d'autres, sur les fermentations, étaient poursuivies parallèlement. Dès le début, dans les études relatives à l'interversion spontanée du sucre de canne, on avait fait usage de divers sels; on en vint à employer le carbonate de chaux, et à sa place, comme tous les chimistes, de la craie. Or, il se trouva que, malgré les précautions prises contre les germes de l'air, le sucre était constamment interverti au bout de peu de temps. C'est en recherchant la cause de cette activité particulière du carbonate de chaux sous forme de craie, qu'est due la découverte de la nature et de la fonction des granulations moléculaires en général.

C'est en 1866 que paraît une Note dans laquelle M. A. Béchamp expose définitivement la nouvelle théorie et le genre de preuves qu'il faut invoquer pour démontrer la vitalité indépendante des granulations moléculaires en général. Je vais résumer cette Note [3], car elle est comme la base de la théorie nouvelle.

---

[1] *Comptes-rendus*, tom. LXI, pag. 408. 1865.
[2] *Ibidem*, pag. 374.
[3] *Du rôle de la craie dans les fermentations butyrique et lactique, et des orga-*

Les auteurs croyaient que l'emploi de la craie dans les fermentations n'avait d'autre objet que de maintenir la neutralité du milieu, c'est-à-dire d'agir exclusivement comme carbonate de chaux. Mais la craie est un produit géologique où l'on découvre une foule de fossiles microscopiques (Polythalamies et Nautilites d'Ehrenberg). L'examen microscopique y fit découvrir en outre « toute une génération d'organismes beaucoup plus petits que ceux que nous connaissons, plus petits que tous les Infusoires ou Microphytes que nous étudions dans les fermentations ; et non-seulement ils existent, mais ils sont vivants et adultes, quoique sans doute très-vieux. Ils agissent avec une rare énergie comme ferments, et dans l'état actuel de nos connaissances ils sont, dit M. A. Béchamp, les ferments les plus puissants que j'aie rencontrés, en ce sens qu'ils sont capables de se nourrir des substances organiques les plus diverses ».

C'est à la démonstration de cette proposition qu'est consacrée la Note que j'analyse.

Ce n'est pas, comme on pourrait le croire, en se fondant sur ce que ces organismes sont animés du mouvement brownien, que l'on a affirmé qu'ils sont vivants, mais, comme on vient de le voir, sur le fait de leur activité comme ferments organisés, tout en admettant que cette mobilité leur appartienne en propre.

C'est donc sur des preuves d'ordre physiologique que va être fondée la démonstration de la vitalité des granulations moléculaires de la craie. Ces preuves sont tirées de trois ordres de faits :

1° La craie sans addition de matière albuminoïde agit comme ferment ;

2° La craie contient du carbone, de l'hydrogène, de l'azote à l'état de matière organique ;

3° On ne trouve, après la fermentation, aucun autre ferment que ceux que l'on voit dans la craie, mais augmentés.

nismes actuellement vivants qu'elle contient. (Comptes-rendus, tom. LXIII, pag. 451. 1866.)

Pour l'intelligence de la démonstration, nous sommes forcé d'ouvrir une parenthèse. On pourrait s'imaginer que l'activité constatée de la craie est due à l'influence des germes atmosphériques, générateurs des ferments que l'on découvre dans les fermentations où rien d'organisé n'a été introduit. Ce genre de difficulté, que les travaux récents sur les générations spontanées ont fait naître, doit être pris en sérieuse considération. C'est pour annihiler cette influence que M. A. Béchamp a créé la méthode qu'il a appliquée à toutes ses recherches, et qu'à notre tour nous appliquons dans ce travail.

Remarquons qu'il n'est pas toujours possible de se garantir du contact de l'air, et par suite des germes organisés qu'il peut recéler, germes sur lesquels Spallanzani avait dès le xviiie siècle appelé l'attention, et dont l'existence a été mise hors de doute par les travaux contemporains. Les poussières atmosphériques contiennent réellement des organismes vivants, et mon père a démontré que ces organismes sont précisément de l'ordre des granulations moléculaires, qu'il a nommés microzymas dans son travail sur *la Craie* [1].

La méthode ancienne et celle des expérimentateurs contemporains, de M. Pasteur notamment, « qui a pour but de tuer les germes atmosphériques ou d'en empêcher l'arrivée dans les mélanges ou les produits fermentescibles, est insuffisante et caduque quand il s'agit d'expérimenter sur des matériaux dans lesquels on veut démontrer l'existence d'éléments anatomiques vivants, qui proviennent d'êtres dont toutes les parties ont eu le contact de l'air atmosphérique normal, c'est-à-dire chargé de poussières où dominent précisément des microzymas d'un certain ordre. La méthode plus générale que j'ai substituée à celle-là, dit M. A. Béchamp, en la combinant au besoin avec elle, consiste à introduire de la créosote, de l'acide phénique, des agents analogues

[1] *Sur la nature essentielle des corpuscules organisés de l'atmosphère, et sur la part qui leur revient dans les phénomènes de fermentation. (Comptes-rendus pag. 629. 1872)*

ou autres dans le milieu fermentescible ; c'est que la créosote, ainsi qu'il ressort des expériences de 1857, empêche à la fois le développement des moisissures et des infusoires, c'est-à dire une fermentation de commencer, mais n'empêche pas un ferment figuré déjà développé de continuer son action, en d'autres termes, une fermentation commencée de s'achever [1]. Nous aurons du reste l'occasion de revenir sur l'application de cette méthode.

Revenons aux granulations moléculaires de la craie.

I. Si dans de l'empois récent, bouilli et créosoté, on introduit de la craie pure, prise au centre d'un bloc et pulvérisée dans une atmosphère créosotée, on constate au bout de très-peu de temps que l'empois est fluidifié. Dans une préparation semblable, dans laquelle on remplace la craie par du carbonate de chaux pur, récemment préparé et créosoté, on trouve que l'empois ne se fluidifie pas dans le même temps, et des expériences ont démontré que cette fluidification n'avait jamais lieu. Mais le rôle de la craie ne se borne pas à cette fluidification ; bientôt on constate un dégagement d'acide carbonique et d'hydrogène, et après un temps suffisant on trouve qu'il s'est formé des quantités considérables d'alcool, d'acide acétique et d'acide butyrique, ainsi que du lactate de chaux.

Si l'on remplace l'empois de fécule par une dissolution de sucre de canne bouillie et créosotée, le sucre s'intervertit peu à peu, fermente, et l'on finit par découvrir que les produits de la fermentation consistent aussi en alcool, acide acétique, acide butyrique et acide lactique. Dans les mêmes conditions, le carbonate de chaux pur peut séjourner dans une dissolution de sucre de canne pendant des années, sans que l'on puisse constater une trace d'altération.

Ces faits ont été depuis souvent répétés et vérifiés. Mais ce qu'il y a de remarquable, c'est que, pour empêcher les organismes vivants de la craie d'agir sur la fécule et le sucre de canne, il faut les porter humides à une température voisine de 300° ;

[1] *Annales de chimie et de physique*. 3me série, tom. LIV. 1858.

c'est à ces conditions que la craie devient inactive et comparable au carbonate de chaux.

Ces petits êtres sont donc doués d'une vitalité très-grande, mais cela n'a pas lieu d'étonner. A mesure que l'on descend dans la série des êtres organisés, la résistance à la mort, à la destruction, devient plus grande. Certains êtres, comme les Rotifères, relativement élevés dans la série, peuvent rester dans un état de dessiccation presque complet et être portés ensuite à une température élevée, sans périr, puisqu'un peu d'eau leur rend leur vitalité première. Et ces êtres de la craie, les derniers de la série des êtres organisés, ne doivent-ils pas être doués d'une vitalité plus grande encore ?

II. Mais si la craie contient des êtres organisés, on doit pouvoir y constater la présence de la matière organique dont ces êtres sont formés ; de plus, en tant qu'organisés, ces êtres doivent être insolubles dans l'eau. En effet, si l'on traite un bloc de craie au sortir de la carrière par l'acide chlorhydrique étendu, il reste un résidu insoluble dans lequel l'analyse élémentaire a permis de retrouver le carbone, l'hydrogène et l'azote de la matière organique constitutive de ces êtres.

III. Après l'action de la craie sur le sucre de canne, le nombre des granulations moléculaires paraît augmenté, de même que le poids du résidu insoluble dans l'acide chlorhydrique. Il y a telles expériences où la quantité de matière organique et organisée a presque quintuplé.

« En résumé, dit M. Béchamp, avec de la craie seule, sans matière albuminoïde autre que celle que contient le granule de fécule et la trace que l'on peut supposer dans le sucre de canne, on peut faire fermenter ce sucre et la fécule, et produire, outre l'alcool, le terme caractéristique de la fermentation alcoolique, les acides acétique, lactique et butyrique, termes caractéristiques des fermentations lactique et butyrique.

» Je propose, dit-il en finissant, un nom pour ces petits ferments de la craie : c'est *microzyma cretæ*. Je crois que c'est le premier exemple d'une classe d'organismes semblables, dont j'aurai l'honneur d'entretenir l'Académie. Les *microzymas* se retrouvent partout ; ils accompagnent plusieurs autres ferments, ils existent dans certaines eaux minérales, dans les terres cultivées, où sans doute leur rôle n'est pas secondaire, et je crois bien qu'une foule de molécules que l'on considère comme minérales et animées du mouvement brownien, ne sont autre chose que des microzymas : tels sont les dépôts des vins vieux dont j'ai déjà entretenu l'Académie, et le dépôt jadis signalé par Cagniard-Latour dans le Tavel, et que, après réflexion, il avait considéré comme matière inerte [1].»

Eh bien ! quelque chose qui contient de la matière organique azotée, quelque chose qui fait subir à la fécule et au sucre de canne des transformations aussi profondes que celles qui s'accomplissent dans les fermentations, qui se multiplie, ce quelque chose n'est-il pas vivant ? Les microzymas ne possèdent-ils pas les propriétés qui n'appartiennent qu'aux êtres vivants ?

Avant d'aller plus loin, il n'est pas inutile de rapporter ici que la craie n'est pas la seule roche qui contienne des microzymas. Dans une suite de communications à l'Académie des Sciences, mon père a fait pressentir que, dans tous les terrains fossilifères, les microzymas sont les restes vivants des animaux dont ils recèlent les traces, et il résulte des expériences faites avec le calcaire oolithique, le calcaire de Barbentane, le tuf de Castelnau (Montpellier), que les microzymas de ces roches diffèrent en quelque chose : ainsi, l'activité transformatrice du tuf de Castelnau est très-faible, celle du calcaire de Barbentane très énergique ; et tandis que la craie laisse difficilement apparaître des bactéries, ces infusoires se développent aisément dans les expériences faites avec le calcaire de Barbentane. Ces faits tendaient à démontrer que les microzymas géologiques, quoique morphologiquement semblables, sont pourtant divers.

Le rapprochement entre la craie et le lait, que mon père avait fait, concernait essentiellement ce qui, dans ces objets, était

---

[1] *Comptes-rendus, loc. cit.*

semblable, savoir : les granulations moléculaires. Il découle de cette remarque que les granulations moléculaires du lait sont de la nature des microzymas de la craie, et que les êtres organisés de l'époque actuelle pourront se résoudre, dans les mêmes conditions que ceux de l'époque crétacée, en microzymas de même fonction, ce qui a lieu en effet, comme nous le démontrerons tout à l'heure.

Pour démontrer que les granulations moléculaires des animaux sont des microzymas, MM. Béchamp et Estor ont publié en 1868 un premier travail qu'il est nécessaire d'analyser ici.

M. Claude Bernard, après avoir démontré que le sucre naît dans le foie par la transformation d'une matière glucogène en glucose, et que cette glande, séparée de l'animal et lavée par un courant d'eau jusqu'à ce que les eaux de lavage ne continssent plus de glucose, en produisait de nouveau, MM. Béchamp et Estor ont cherché la cause de cette production, et ont prouvé qu'elle résidait dans les microzymas de la glande.

Pour isoler les microzymas du foie, la glande est hydrotomisée à l'eau créosotée et réduite en pulpe par le raclage. La bouillie, délayée dans l'eau toujours créosotée, est passée par un linge. Par des décantations méthodiques, on sépare exactement les granulations moléculaires des cellules et autres débris du foie ; ces granulations, recueillies et lavées sur un filtre, ont été introduites dans de l'empois créosoté. Le mélange, abandonné dans une étuve chauffée à 30° ou 40°, se liquéfie bientôt, et l'empois se transforme en produits dérivés de la fécule, sans formation de glucose. Mais si dans cette expérience on remplace les granulations moléculaires isolées par la pulpe du foie lavée, la transformation en glucose s'accomplit aisément, parce que les granulations moléculaires, se nourrissant en même temps de matière albuminoïde, produisent une quantité de zymase suffisante pour la saccharification[1].

[1] *Sur la nature et la fonction des microzymas du foie. (Comptes-rendus.* tom. LXVI, pag. 421.)

D'ailleurs les microzymas du foie, placés dans de bonnes conditions, produisent, avec la fécule, de l'alcool, de l'acide acétique, etc.

Comme les microzymas de la craie, les granulations moléculaires du foie fluidifient l'empois, comme eux ils sont capables d'agir à la manière des ferments organisés : ces granulations moléculaires sont donc des microzymas.

Si l'on agit sur le pancréas comme sur le foie, on démontre aisément que les granulations moléculaires de cette glande, isolées et bien lavées, agissent avec plus d'intensité que celles du foie, et saccharifient avec rapidité la fécule. Les microzymas isolés du pancréas, morphologiquement identiques à ceux du foie, en diffèrent cependant par l'intensité de leur action ; les microzymas provenant d'un même animal ne sont donc pas nécessairement doués de la même énergie. Le travail que je présente aujourd'hui fera ressortir cette vérité d'une façon plus générale.

On peut supposer que l'activité des divers tissus d'un être vivant doit être attribuée aux microzymas, que par conséquent cette activité doit se révéler *ab ovo*.

M. Donné, qui s'était occupé des altérations spontanées des œufs, remit un jour à mon père un œuf d'autruche dont on avait mêlé les différentes parties par de violentes secousses, « pour qu'il en fît l'analyse et qu'il l'étudiât au point de vue de ses idées sur les fermentations». Le contenu de cet œuf, au lieu d'être alcalin et de répandre l'odeur horrible des œufs pourris, était au contraire acide et ne possédait qu'une odeur fade spéciale. En étudiant plus attentivement la matière, il fut constaté que de l'acide carbonique, de l'hydrogène et des traces d'hydrogène sulfuré se dégageaient, c'est-à-dire qu'il y avait là les caractères de la fermentation alcoolique et butyrique. L'analyse du mélange fermenté conduisit aux résultats suivants : le sucre, que les œufs contiennent normalement, avait totalement disparu, les matières albuminoïdes propres de l'œuf étaient restées inaltérées. La distillation, avec les précautions nécessaires, a fourni de l'alcool, de

l'acide acétique, et, dans une autre expérience, de l'acide butyrique.

Dans une expérience de contrôle sur un nouvel œuf d'autruche,
en évitant avec soin l'intervention de l'air, on constata les mêmes
faits, et mon père, ayant avec M. Donné examiné au microscope
le contenu de l'œuf fermenté et n'y ayant rien trouvé d'autre que
ce que l'on trouve dans les œufs normaux, c'est-à-dire seulement
des granulations moléculaires, leur attribua la fonction de ferment organisé [1].

Les deux parties essentielles de l'œuf, le blanc et le jaune, contiennent des granulations moléculaires, mais c'est dans le jaune
qu'elles sont le plus abondantes. Il s'agissait de constater que les
granulations libres du jaune d'œuf possèdent la fonction des microzymas. En effet, ces granulations isolées et séparées de tout
ce qui les accompagne dans l'œuf, sont capables de fluidifier l'empois comme ceux du foie. Dans de bonnes conditions, elles sont
capables aussi, comme dans l'œuf lui-même, de faire fermenter
la fécule et le sucre pour produire de l'alcool, de l'acide acétique, etc., avec dégagement d'hydrogène et d'acide carbonique;
comme les granulations moléculaires du foie et du pancréas, celles
de l'œuf sont donc des microzymas [2].

Nous aurions pu ajouter d'autres faits à ceux qui précèdent et
montrer les microzymas de la craie, aussi bien que ceux du foie,
comme les plus puissants des ferments, puisqu'ils sont capables,
les uns et les autres, de faire fermenter l'alcool lui-même, pour le
transformer en acide caproïque et acides homologues inférieurs
ou supérieurs depuis l'acide acétique [3]. Mais ce que nous venons
de dire suffit; nous n'ajouterons qu'une remarque, c'est que,
dans les conditions de ces expériences, les microzymas sont restés

---

[1] *Sur la fermentation alcoolique et acétique spontanée des œufs.* (*Comptes-
rendus*, tom. LXVII, pag. 523.)

[2] Expérience inédite (A. Béchamp).

[3] *Sur la fermentation caproïque de l'alcool*; par M. A. Béchamp. *Comptes-
rendus*, tom. LXVII, pag. 558; et *Annales de chimie et de physique* (4), tom. XIII,
pag. 103.)

les mêmes, sans aucune transformation morphologique. On n'a jamais constaté l'apparition des bactéries ou autres organismes microscopiques dans ces expériences ; en d'autres termes, les germes de l'air n'y ont été pour rien. L'expérience suivante lèvera tous les doutes à cet égard. Des microzymas du pancréas ont été isolés avec soin, lavés à grande eau, puis à l'alcool faible, puis encore à l'eau, et abandonnés pendant trois mois au contact de l'air dans un vase couvert d'un papier. Ils étaient très-actifs, saccharifiaient rapidement l'empois au début, à la fin ils opéraient encore la fluïdification de l'empois ; mais, même après quatre jours d'action, ils ne parvinrent pas à former une trace de glucose. Le séjour à l'air, loin d'augmenter leur activité, l'avait diminuée[1].

Ces expériences prouvent non-seulement que les microzymas sont vivants, mais que dans les tissus des animaux et dans leurs cellules, ce qu'il faut considérer comme actif, ce sont les microzymas qu'ils contiennent.

Ajoutons que les matières albuminoïdes autres que les zymases ne prennent point part aux transformations que les tissus font subir à la matière fermentescible. Par conséquent, dans les expériences de ce travail, je serai en droit d'affirmer que l'activité des tissus que j'étudierai devra être attribuée tout entière aux microzymas qu'ils contiennent.

DE L'ÉVOLUTION DES MICROZYMAS EN BACTÉRIES.

Le microzyma, considéré en lui-même, est donc doué d'une vie et d'une activité propres ; mais, dans certaines circonstances, il ne se borne pas à se multiplier, il peut varier et subir, soit des transformations, soit des évolutions. Nous avons déjà vu que dans certaines expériences qui ont été rapportées, des bactéries avaient apparu dans les mélanges en fermentation lorsqu'on employait certaines roches. D'un autre côté, ainsi que MM. Béchamp et Estor le font remarquer dans le travail que nous allons analyser,

---

[1] Expériences inédites (A. Béchamp).

MM. Schrœder et Dusch, dans leurs expériences sur la génération spontanée, ont vu se conserver sans altération des matières putrescibles diverses, à condition que l'air qui les environne ait préalablement traversé une longue colonne de coton. Une exception s'est présentée : la viande, bien que chauffée au bain-marie, se putréfie.

Mon père, en étudiant la même question, introduisit un morceau de viande fraîche de mouton dans de l'empois de fécule en pleine ébullition ; le lendemain, bien que toute la surface de la viande fût coagulée, l'empois commençait à se liquéfier, et bientôt une véritable fermentation avec dégagement d'hydrogène et d'acide carbonique s'établit. Toute la masse était remplie de bactéries et de longs bâtonnets mouvants, ainsi que de granulations diverses. Il n'y a pas de différence lorsque la viande est préalablement hachée à l'air, non lavée et introduite dans l'empois refroidi. Tel était l'état de la question lorsque MM. Béchamp et Estor ont entrepris leurs recherches intitulées : *De l'origine et du développement des bactéries* [1].

Les conclusions de ce travait sont les suivantes :

1° Dans toutes les cellules animales examinées, il existe des granulations normales, constantes, nécessaires, analogues à ce que M. Béchamp a nommé microzyma (Voir *fig.* 1);

2° A l'état physiologique, ces microzymas conservent la forme apparente d'une sphère ;

3° En dehors de l'économie, sans l'intervention d'aucun germe étranger, les microzymas perdent leur forme normale : ils commencent par s'associer en chapelet (*fig.* 2), ce dont on a fait un genre à part sous le nom de *Torula* ; plus tard, ils s'allongent de manière à représenter des bactéries isolées ou associées (*fig.* 3).

Les expériences qui ont permis de formuler ces conclusions ont été de trois ordres et exécutées sur des foies :

a] *Abandonnés à l'air libre ou dans l'eau, soit ordinaire, soit créosotée.* On note que, dans ces conditions, la transformation du

---

[1] *Comptes-rendus*, tom. LXVI, pag. 859.

microzyma en bactérie est très-lente à se produire ; cependant, quand la transformation s'accomplit, outre les microzymas isolés, on en trouve d'associés en chapelet ; d'autres présentent un grand et un petit diamètre et progressent à la manière des bactéries; puis apparaissent des bactéries véritables, dont beaucoup sont associées par groupe de deux ou trois.

b] *Placés dans l'eau sucrée créosotée.* On constate que dans ces conditions les bactéries apparaissent beaucoup plus tôt que dans l'eau.

c] *Placés dans l'empois d'amidon créosoté.* Les fragments de foie étaient introduits dans l'empois bouillant. Les bactéries apparaissent toujours plus rapidement dans l'empois que dans l'eau ou l'eau sucrée, soit que l'on examine le liquide ambiant, soit le tissu du foie dans la profondeur du fragment.

D'autres expériences rapportées dans le même travail font voir que des reins, des pancréas, des rates placés dans les mêmes conditions, mais habituellement plus lentement, finissent par laisser apparaître des bactéries dans leur centre, alors que le liquide qui les entoure n'en contient pas encore.

Vers le même temps, mon père publiait un travail sur le développement des bactéries dans des parenchymes végétaux gelés. Peu de temps après le dégel, quoique l'épiderme fût intact, on trouvait des bactéries développées, alors que dans les parties contiguës non gelées on ne trouvait que les microzymas normaux [1]. J'ai répété ces expériences en opérant de la façon suivante : des organes de végétaux divers à épiderme de consistance variable, tels que : tige du *Pepo macrocarpus*, tige et fruit de l'*Opuntia Dellenii*, feuille de l'*Iris florentina*, etc., etc., ont été placés dans un mélange réfrigérant de neige et de sel, jusqu'à congélation complète ; les parties congelées ont été placées dans une étuve à 30° ou 40°. Deux jours après, sous l'épiderme intact, on constatait aisément la présence des bactéries à tous les degrés de développement.

[1] *Comptes-rendus,* tom. LXVIII, pag. 466.

3

Mais si l'on peut, par des expériences instituées *ad hoc*, forcer les microzymas normaux à évoluer en bactéries, on peut constater cette évolution sur le vivant. Cela résulte de l'observation très-importante, et la première qui ait été faite sur ce sujet, de M. Estor. Il écrivait à l'Académie [1], le 31 août 1868, ce qui suit : «J'ai extirpé, il y a trois jours, un kyste de la grande lèvre rempli par une matière demi-liquide, verdâtre. Un examen immédiat au microscope a montré des microzymas à toutes les périodes de leur évolution, des granulations isolées, d'autres associées, d'autres un peu allongées, enfin de vraies bactéries.»

Ces faits ont été confirmés par mon ami le Dr Baltus. Il assistait à une opération de thoracentèse, faite sur un homme atteint de pleurésie purulente. Le liquide, examiné aussitôt, montra les microzymas libres, associés, et de vraies bactéries [2].

Enfin M. Servel, préparateur de M. Estor, a fait dans le laboratoire de ce Professeur l'expérience suivante : Des organes divers, pris sur le vivant, sont plongés dans une solution d'acide chromique, c'est-à-dire dans un milieu où rien ne peut vivre, et examinés quelque temps après. La surface durcie laisse apercevoir les tissus normaux inaltérés; l'intérieur de ceux-ci, protégés à la fois par la dissolution d'acide chromique et par la surface coagulée de l'organe, des bactéries à divers degrés de développement.

Comme vérification de cette observation générale que la bactérie procède du microzyma, par suite de l'évolution de celui-ci en passant par certains termes intermédiaires que nous avons décrits, je vais rapporter deux observations.

Dans une autopsie faite par M. le professeur Estor, où je servais d'aide, il s'agissait d'un noyé que l'on n'avait retrouvé que quinze jours après sa disparition; le cadavre était considérablement tuméfié par une quantité énorme de gaz produits par la fermen-

[1] *Note pour servir à l'histoire des microzymas contenus dans les cellules animales.* (*Comptes-rendus*, tom. LXVII, pag. 529.)

[2] *Théorie du microzyma. Étude théorique et pratique de la pyogénèse.* (*Thèses de Montpellier.* 1874.)

tation des organes ; la masse gazeuse était telle qu'une ponction dans la région du foie en détermina l'issue avec sifflement. Le foie, examiné aussitôt, montra tous les termes de l'évolution du microzyma, depuis le microzyma en chapelet jusqu'à la bactérie; les cellules du foie avaient totalement disparu. On sait que les granulations moléculaires, rares à l'état de liberté sur le vivant, augmentent prodigieusement après la mort; elles proviennent de la destruction des cellules et d'une prolifération consécutive. Or, dans le cas de la présente observation, on découvrait à peine quelques microzymas isolés, avec leur forme normale ; il n'y en avait qu'un petit nombre d'associés en chapelet, mais des myriades de bactéries et surtout le *bacterium capitatum* : c'est que l'évolution avait eu le temps d'accomplir toutes ses phases (*fig.* IV).

M. le Dr Baltus, de son côté, a démontré par une foule d'exemples que les microzymas ordinaires du pus sont susceptibles de s'associer en chapelet et de former ensuite des bactéries, quand certaines conditions de milieu sont réalisées, sans qu'il y ait nullement besoin de l'apport des germes de l'air.

Enfin, voici une dernière observation faite en partie sur le vivant. Un malade est apporté à l'hôpital Saint-Éloi : il a eu l'articulation tibio-tarsienne écrasée par une voiture ; le blessé succombe rapidement. On constate, tandis qu'il était encore vivant, un emphysème de tout le mollet et du tiers inférieur de la cuisse. Vingt-quatre heures après la mort, on examine les différents points du membre blessé.

Voici ce que l'on a observé :

Au niveau de l'articulation lésée, tout est transformé en une véritable bouillie. Au microscope : énorme quantité de bactéries de toute espèce.

Au niveau du mollet, les bactéries sont rares, mais il y a une foule de microzymas associés, première forme de l'évolution du microzyma.

Au niveau de la cuisse, qui crépite quand on la presse, on ne remarque plus de bactéries, mais de rares microzymas associés.

Au niveau du tronc, tout est dans l'état normal.

Ces faits s'expliquent très-bien dans la nouvelle théorie ; au point lésé, tout avait été broyé, les microzymas n'étaient plus dans les conditions physiologiques de leur existence; ils ont évolué en bactéries. Mais dans ce foyer de fermentation se sont formés des produits nouveaux, et les liquides, en s'infiltrant dans les tissus voisins, ont changé les conditions de vie des microzymas dont nous avons constaté l'évolution, et ainsi de proche en proche. L'emphysème de la cuisse est le résultat de la fermentation due à ces microzymas modifiés.

Mais tous les microzymas animaux n'ont pas une aptitude égale à se développer en bactéries; c'est ainsi qu'il résulte des recherches de mon père sur le jaune d'œuf, et de celles de M. Le Ricque de Monchy sur le sang, que leurs microzymas sont difficilement propres à se transformer en bactéries; ce n'est qu'accidentellement que dans les œufs fermentés ou putréfiés on rencontre de ces infusoires

DES MICROZYMAS FACTEURS DE CELLULES.

Pour terminer cette étude du microzyma et de ses transformations, il est nécessaire de dire un mot du développement de la cellule et de sa destruction.

Je ne puis évidemment donner ici toutes les théories de la genèse des cellules, le plan de ce travail ne le comporte pas. Je ne discuterai donc pas la théorie de la génération spontanée, qui est aujourd'hui annihilée par toutes les preuves que mon père et d'autres savants ont apportées contre elle.

Je ne parlerai pas de la théorie du blastème, qui sous d'autres rapports nous ramène, en somme, à la génération spontanée. Un milieu purement chimique, qui ne contient absolument rien d'organisé, ne peut évidemment pas donner naissance à quelque chose de vivant. Au lieu de choisir comme autrefois, pour lieu de naissance des cellules, les infusions des plantes, certains savants choisissent le blastème, liquide particulier albumineux, mais entièrement hypothétique dans sa conception ; le liquide est changé, voilà tout. Les conclusions auxquelles on arrive avec la théorie du blastème sont les mêmes que celles qu'il faut admettre avec la théorie de la génération spontanée.

La nouvelle théorie de la genèse des cellules est entièrement différente des deux précédentes. Tandis que dans les deux premières les liquides sont tout, dans la nouvelle théorie créée par M. A. Béchamp le liquide n'intervient que comme condition. Le terme indispensable pour la naissance d'une cellule est le microzyma, qui se sert du milieu ambiant pour la former : nous donnerons des preuves de ces faits. Ce qu'il faut ajouter maintenant, c'est que dans une foule d'expériences de physiologie, où l'on voit apparaître des cellules sans qu'il en existât avant dans le mélange, on aurait dû s'assurer avec le plus grand soin qu'aucune granulation moléculaire n'existait dans le milieu. Quand M. Onimus a vu se développer des leucocytes dans la sérosité des vésicatoires, il n'a pas dit qu'elle fût dépourvue de granulations moléculaires. Une filtration ne suffit pas, comme l'a fait M. Onimus. Il n'est point facile d'empêcher de passer à travers un filtre, des êtres aussi petits que les granulations moléculaires, les microzymas.

Pour voir apparaître des cellules, il faut nécessairement réaliser certaines conditions particulières. Dans certains milieux, le microzyma restera identique à lui-même, ou évoluera en bactérie; dans d'autres, au contraire, on verra rapidement apparaître de nombreuses cellules, et l'on pourra assister aux différentes phases de leur développement.

Voici des exemples frappants de ces deux faits; les expériences ont été faites avec la mère de vinaigre[1] : Quand on examine au microscope une coupe de cette membrane, ou plus simplement si on en écrase un fragment entre les deux lames porte-objet et couvre-objet, on trouve qu'elle est constituée par une foule de granulations moléculaires simples, quelquefois déjà développées en

[1] *Conclusions concernant la nature de la mère de vinaigre et des microzymas en général*, par M. A. Béchamp. (*Comptes-rendus* om. LXVIII, pag. 877.)

petits bâtonnets droits ou courbes englobés dans une substance hyaline. Elle présente tous les caractères microscopiques d'une fausse membrane.

Mise dans l'eau pure ou dans de l'eau peu sucrée, elle ne change pas d'aspect: elle reste identique à elle-même. Elle contient cependant bien des microzymas, puisqu'elle est capable de faire fermenter le sucre de canne. Ce qu'il y a d'important, c'est qu'elle ne contient que des microzymas simples ou en voie de transformation.

Si maintenant on vient à changer les conditions d'existence des granulations moléculaires qui la constituent, on voit des changements très-remarquables se produire. Si par exemple on place la mère de vinaigre dans du bouillon de levûre sucré, une fermentation très-vive s'établit bientôt ; elle se comporte comme un ferment aussi actif que la levûre de bière. Mais quand la fermentation est bien établie, on remarque de belles cellules nageant dans la masse du liquide ; ces cellules possèdent un noyau et sont granuleuses. Elles sont comparables à des cellules de levûre de bière, dont elles diffèrent cependant par de plus grandes dimensions et par leur forme plus ovoïde. Si l'on examine la mère de vinaigre, on trouve dans son épaisseur même des cellules identiques à celles qui nagent libres à l'extérieur, et on peut noter en même temps les phases de leur formation. On constate en effet des points où les granulations moléculaires sont en plus grand nombre, d'autres où elles sont très-denses, mais sans limite aucune. Dans d'autres points, on remarque que cette condensation s'est faite suivant une forme circulaire à contours peu nets ; ce sont, en somme, les endroits où les microzymas ont proliféré avec le plus d'activité. Puis, peu à peu on voit la forme circulaire se dessiner de plus en plus, les contours s'arrêter plus nettement; enfin, par des transitions insensibles, on arrive à voir finalement des cellules parfaitement constituées. Il arrive même, si l'on examine les bords du fragment de mère de vinaigre, de voir des cellules à moitié engagées dans la gangue hyaline qui les retient, et par des pressions ménagées faites sur la lame couvre-objet, on peut petit à petit les dégager et les voir nager dans le liquide (*fig.* V).

Voici une autre expérience des plus positives : Il est possible de réduire mécaniquement une cellule à l'état de microzymas. Nous démontrerons en effet, à la fin de cette partie du travail, que le microzyma est le terme ultime et permanent de la destruction des tissus des êtres organisés. Pour détruire la levûre de bière, on broie sur une glace dépolie, à l'aide d'une molette de verre, de la levûre mêlée à du carbonate de chaux pur et créosoté [1], jusqu'à ce que l'on n'aperçoive plus au microscope que des granulations moléculaires : l'opération est très-longue. Le mé-lange est ensuite introduit dans du bouillon de levûre sucré et créosoté. Peu à peu, sans que ni bactéries ni vibrions apparaissent, on voit le nombre des microzymas diminuer, et en même temps naître des cellules très-analogues à celles de la levûre de bière.

L'air n'était pas intervenu ; on avait fait une expérience témoin. Du carbonate de chaux pur, broyé dans la même enceinte, pendant le même temps, fut placé aussi dans du bouillon de levûre sucré et créosoté. Au bout du même temps, alors que les cellules avaient apparu dans l'autre expérience, on ne signala que quelques bactéries dans celle-ci.

Nous venons d'assister à la naissance des cellules de nature végétale. Mais on peut aussi provoquer la formation de cellules animales en mettant les microzymas provenant d'animaux dans certaines conditions favorables. Quand on reçoit du sang au sortir de la veine d'un animal dans de l'alcool à 45° centésimaux [2], on obtient un liquide qui ne laisse déposer ni fibrine ni globules. La masse rouge paraît limpide, puis peu à peu le liquide se trouble; il se fait un dépôt abondant dans lequel on ne découvre que des granulations moléculaires très-mobiles, sans trace de globules

[1] *Recherches sur la nature et l'origine des ferments.* (*Annales de chimie et de physique*, par M. A. Béchamp, tom. XXIII, pag. 443.)

[2] *De la nature et de l'origine des globules sanguins*, par MM. A. Béchamp et Estor. (*Comptes-rendus*, tom. LXX, pag 265.)

sanguins. Ces granulations moléculaires proviennent des globules sanguins, qui ont été dissous. En abandonnant ce mélange à
lui-même, on y découvre de petites cellules framboisées, ressemblant à des leucocytes, mais plus transparentes et plus petites
qu'eux. A côté de ces cellules très-bien conformées, on voit toutes
les phases de la naissance des cellules en général. On en rencontre de très-pâles, qui ne sont, en somme, qu'une vraie condensation des microzymas, d'autres plus apparentes dont les contours
sont un peu mieux délimités, et par degrés insensibles on arrive
aux véritables cellules. Ces expériences ont été répétées souvent,
et toujours avec le même succès.

N'est-ce pas là encore le développement d'une cellule quel-
conque? et ce sont bien des microzymas qui ont agi dans ces
circonstances. MM. Béchamp et Estor ont en effet démontré que
les microzymas du globule sanguin étaient capables d'agir comme
ferments en présence de la fécule, pour donner naissance à des
acides organiques qui ont été isolés, et qu'ils pouvaient évoluer
en bactéries et termes intermédiaires; et plus tard, dans des expériences d'embryogénie, ils ont montré les microzymas facteurs de
toutes les cellules de l'organisme [1].

Nous avons dit, il y a un instant, que le terme ultime de la
destruction des êtres organisés était le microzyma; ce sont eux
qui sont les agents de la destruction de la matière organique;
nous n'avons pas besoin de chercher en dehors des êtres organisés la cause des transformations qui s'opèrent après la mort, puisque cette cause réside en eux-mêmes. Ce fait a été remarqué
depuis longtemps. MM. Schrœder et Dusch ont noté que la
viande se putréfiait et s'altérait d'elle-même à l'abri de l'air, et
nous savons maintenant qu'en effet dans ces conditions se développent, aux dépens des microzymas, des bactéries qui consom-
ment la matière organique. Il en est de même du lait, que l'on
n'empêche pas de se cailler, même à l'abri de l'air; et ces faits

---

[1] *Du rôle des microzymas pendant le développement embryonnaire,* par MM.
A. Béchamp et Estor, tom. LXXV, pag. 962.

s'expliquent très-bien. Durant la vie de l'animal, le sang apporte les matériaux de nutrition nécessaires au microzyma et enlève au contraire les produits auxquels ils ont donné naissance. Le milieu reste toujours le même, le microzyma ne doit pas changer. Après la mort, au contraire, il est obligé de se nourrir du tissu même dont il fait partie; les matériaux de désassimilation ne sont pas enlevés, le milieu change, et les bactéries apparaissent. Celles-ci se nourrissent à leur tour des matières organiques, qui sont de plus en plus détruites, et finalement les granulations moléculaires restent seules comme témoins de l'existence d'un être organisé.

C'est ainsi qu'il faut expliquer l'existence du microzyma dans les terrains géologiques fossilifères et dans la craie en particulier: ils ne sont que les restes d'êtres qui ont vécu il y a bien des siècles.

Voici quelques expériences qui expliquent ce qui précède. Un petit chat fut enterré en 1868 dans du carbonate de chaux pur et créosoté. On abandonne l'expérience à elle-même jusqu'au mois de septembre 1874; la couche supérieure du carbonate de chaux, sur une profondeur de 5 centim., est rejetée; on trouve, comme restes de l'animal, des débris osseux. Le carbonate de chaux ne présente aucune odeur particulière. Examiné au microscope, plusieurs observateurs sont frappés de la ressemblance entre ce carbonate de chaux et la craie de Sens. On n'y trouve en effet que des parties volumineuses : le carbonate de chaux, et des points mobiles, brillants : les microzymas.

Ce carbonate de chaux ou plutôt cette craie artificielle est mise en présence de l'empois créosoté, qui est rapidement fluidifié. Une fermentation s'établit bientôt : il se dégage de l'hydrogène et de l'acide carbonique, en même temps qu'il se forme de l'alcool, de l'acide acétique, de l'acide butyrique qui est le terme dominant. On obtient une fermentation butyrique semblable à celle que l'on obtiendrait avec la craie. La seule particularité à signaler, c'est que l'évolution des microzymas de cette craie artificielle en bactéries est plus facile que celle de la craie ordinaire.

J'ai cité plus haut une autre expérience non moins importante: la destruction mécanique de la levûre de bière avec le carbonate de chaux. Ce sont bien les microzymas que l'on obtient dans ces conditions, puisque, mis en présence de l'empois de fécule, ils se développent en bactéries.

Enfin, pour terminer ce chapitre, je citerai une dernière expérience qui permet d'assister à toutes les phases de la mort d'une cellule. L'expérience consiste à mettre la levûre de bière en présence de l'empois de fécule [1]. La levûre fluidifie l'empois et le transforme en fécule soluble; mais son action s'arrête là, car elle est incapable de se nourrir de ces matériaux et se précipite au fond du vase. En examinant de temps en temps, au microscope, on remarque que la levûre devient très-granuleuse, puis peu à peu le noyau diminue de volume et se résorbe. Sauf quelques granulations moléculaires que l'on voit quelquefois mobiles dans l'intérieur de la cellule, on n'y remarque plus rien, elle est transparente et d'une pâleur extrême. Ensuite, peu à peu, on constate que des microzymas nagent dans le liquide; ils augmentent considérablement, en même temps que le nombre des globules de levûre diminue, et finalement on n'en rencontre plus. Ces microzymas, à leur tour, subissent leur évolution et se transforment en bactéries.

Enfin, les organismes les plus inférieurs eux-mêmes se détruisent d'une façon identique. Si on laisse, en effet, des bactéries dans le milieu où elles se sont produites, comme dans l'expérience que j'ai citée plus haut, elles reviennent elles-mêmes à l'état de microzyma, en repassant par les états qui précèdent leur formation, et l'on peut constater le passage de l'un à l'autre dans l'intestin d'un animal vivant [2]. Ainsi, dans l'estomac d'un animal,

[1] *Recherches sur la nature et l'origine des ferments*, par M. A. Béchamp. (*Annales de chimie et de physique* (4), tom. XXIII, pag. 443.)

[2] *Faits pour servir à l'histoire des microzymas et des bactéries. Transformation physiologique des bactéries en microzymas et des microzymas en bactéries, dans le tube digestif du même animal.* par MM. A. Béchamp et Estor. (*Comptes-rendus*, tom. LXXVI, pag. 1143.)

on peut trouver des microzymas libres ou accouplés, de petites bactéries mobiles, des chapelets, des bactéries, des bactéridies; ne plus trouver trace d'aucune bactérie, mais seulement des microzymas dans toute la longueur de l'intestin grêle, et de nouveau des bactéries de toute grandeur et des bactéridies dans le gros intestin.

EXPOSITION DU SUJET.

Tels sont les faits principaux dont la connaissance était nécessaire pour l'intelligence de ce travail.

Il résulte de ces faits que les matériaux constitutifs des êtres vivants contiennent des organismes doués d'une vitalité indépendante et d'une rare activité chimique et physiogique, laquelle est différente dans deux organes importants, tels que le foie et le pancréas. Il s'agissait de savoir si les microzymas des différents centres organisés ne seraient pas, eux aussi, doués d'une activité variable, et si, de plus, cette variation ne pourrait pas être constatée aux diférents âges d'un même être.

Pour résoudre ce problème, j'ai opéré sur le muscle, le poumon, le cerveau et les glandes, aux divers âges de certains animaux et de l'homme.

Pour mettre de l'ordre dans l'exposition des expériences, ce travail a été divisé en trois parties. Dans la première, j'étudie les tissus d'animaux adultes (vache, chien); dans la seconde, ceux des fœtus de veau ; et dans la troisième, ceux de l'homme.

Dans chaque partie et dans des chapitres séparés sont exposées les expériences faites avec les tissus non glandulaires et les glandes, en distinguant celles pour lesquelles le réactif employé était la fécule de celles où le sucre de canne avait servi.

Enfin, le travail est terminé par un chapitre de conclusions.

Avant d'entrer en matière, il est utile de donner une idée de la méthode d'expérimentation qui a été appliquée.

Méthode d'expérimentation.

On se rappelle que depuis les travaux contemporains relatifs aux générations spontanées, quelques personnes ont fait jouer un rôle considérable aux poussières atmosphériques et aux germes divers d'organismes qu'elles peuvent recéler. Il n'est pas inutile de faire remarquer que mon père, avant ces travaux, avait déjà tenu compte de l'influence que le développement de ces germes pouvait exercer dans certaines expériences. De plus, il a démontré que ces poussières contiennent surtout des microzymas, et qu'il est très-rare, ce que du reste un grand nombre d'autres observateurs ont constaté, d'y découvrir des spores ou des germes d'infusoires, microzoaires ou microphytes.

La difficulté de soustraire les expériences aux poussières atmosphériques est considérable, et l'on objecte volontiers que les résultats obtenus, les phénomènes observés, doivent être attribués à leurs germes. Mais ne voit-on pas que quand il s'agit d'expérimenter sur des parties d'animaux, on ne peut jamais affirmer que quelques germes ou microzymas atmosphériques n'y aient déjà pénétré, attendu qu'une des conditions d'existence des êtres organisés c'est d'être plongés dans l'atmosphère? Les animaux sur lesquels nous avons opéré admettent l'air dans la profondeur de leur être par la respiration et par l'alimentation. Si l'on voulait attribuer les phénomènes que cette étude a pour objet de constater aux germes atmosphériques introduits dans nos appareils, pourquoi ne pas les attribuer aux germes atmosphériques préexistants dans la matière animale employée? Il ne s'agit donc pas de s'opposer absolument, ce qui théoriquement est à peu près impossible, à la présence des germes ou microzymas atmosphériques, mais de rendre leur présence stérile ou inefficace. Nous avons vu que mon père, dès l'origine de ses recherches, a démontré que les matières animales les plus altérables, et convenablement créosotées, restent intactes et que rien d'organisé ne s'y développe, même quand elles sont abandonnées au large contact de l'air ; mais que si l'organisme ferment est déjà développé et la fermentation commencée, la créosote et l'acide phénique ne s'opposent pas à la continuation du phénomène.

Cela posé, voici comment j'ai opéré dans mes expériences. Les fioles, tubes ou autres appareils dans lesquels je devais faire les mélanges destinés à fermenter, étaient lavés successivement à l'acide sulfurique concentré, à la potasse, à l'eau, et enfin à l'eau créosotée bouillante. L'empois de fécule était préparé dans la fiole même et chauffé à l'ébullition pendant quelques minutes ; alors on y ajoutait, le mélange étant en ébullition, la quantité de créosote ou d'acide phénique nécessaire. La dissolution filtrée de sucre de canne était également portée à l'ébullition et créosotée bouillante. Les fioles étaient alors couvertes d'un papier, ou les appareils, s'il y avait lieu, munis de bouchons, de tubes, etc., qui avaient eux-mêmes été préparés et avaient subi l'action de l'eau bouillante créosotée. Les appareils étaient ainsi prêts à recevoir les tissus ou les matières dont je voulais étudier l'action sur la fécule ou le sucre de canne. Lorsque les fioles étaient seulement couvertes d'un papier, c'était dans le but de laisser les matières animales au contact de l'air, c'est-à-dire dans la situation physiologique qui leur est habituelle.

Dans chaque série d'expériences on avait soin de préparer un témoin, dans les mêmes conditions de lieu et de temps ; on ajoutait même quelquefois à l'empois ou au sucre de canne une matière animale non organisée et inactive, dans le but de fournir aux germes atmosphériques des conditions d'existence identiques à celles de mes expériences.

Les tissus sur lesquels je voulais expérimenter étaient enlevés à l'animal aussitôt sacrifié, et il l'était généralement par hémorrhagie. Les lambeaux de tissus ou les petites glandes étaient saisis avec des pinces lavées à l'eau créosotée et plongés aussitôt dans l'eau également créosotée. Au moment de les introduire dans les appareils, ils étaient encore lavés à plusieurs reprises avec de nouvelles quantités de dissolution aqueuse de

créosote. Le mélange, quand il s'agissait de l'empois, était vive-
ment agité pour mettre les matières en contact. Les appareils,
munis de leurs obturateurs, étaient enfin placés dans une étuve
dont la température oscillait entre 30° et 40°. On observait à des
intervalles assez rapprochés l'état des mélanges, et on les agitait
de temps en temps pour amener un contact plus parfait, lorsque
les matières en expérience étaient solides.

L'examen microscopique se faisait habituellement avec la combinaison obj. 7, ocul. 1 de Nachet. Souvent enfin on se servait de
l'objectif à immersion n° 7 du même constructeur : ces grossisse-
ments sont nécessaires si l'on veut suivre les transformations et
l'évolution des microzymas. Il ne faut pas oublier en effet que
l'on a souvent à observer des objets qui peuvent avoir moins de
$0^{mm},0005$ de diamètre. Lorsque l'on avait l'intention de suivre
les évolutions des microzymas, on préparait plusieurs fioles de la
même opération, afin de ne pas ouvrir les appareils pour l'examen
microscopique. Dans tous les cas, lorsque l'on était forcé de pui-
ser dans le même appareil, on se servait d'un tube préparé avec
les précautions indiquées.

Indépendamment de la question de méthode d'expérimentation, il y avait à tenir compte de l'âge de l'animal depuis le développement de l'embryon jusqu'à une période déterminée.
C'est ainsi que, dans ce qui suit, nous étudierons les divers organes ou tissus du même être, en signalant avec soin la période de
la vie de l'individu. En procédant ainsi, nous sommes arrivé à
constater un fait remarquable dont les conséquences seront tirées
plus tard, à savoir : que les microzymas ou les tissus de l'animal
ne sont pas doués de la même activité chimique à toutes les périodes de leur existence.

Mais dans ces tissus mêmes, il y a à considérer l'élément
organisé et le composé purement chimique, distinction que n'ont
pas toujours faite ni les chimistes, ni les physiologistes. Personne
n'ignore que les matières animales, en général, c'est-à-dire les
matières albuminoïdes, ont été considérées depuis la publication d'un célèbre travail de Liebig comme douées de l'activité des

ferments dès qu'elles sont soustraites à la puissance de la vie [1].
Cette grande erreur physiologique a passé dans les Traités classi-
ques, et il importe d'y avoir égard. Il n'est pas douteux que certaines substances albuminoïdes non organisées, telles que la diastase de l'orge germé ou celle de la salive, ne soient douées d'une
activité chimique spéciale qui les a fait considérer comme des
ferments ; mais de là à regarder toutes les matières albuminoïdes comme capables de les remplacer, il y avait un abîme. En
réalité, il y avait lieu de faire deux groupes distincts parmi les
matières albuminoïdes dépourvues d'organisation. Le premier
groupe comprend toutes les matières de cet ordre, solubles ou
insolubles, qui ne sont pas douées de la propriété de fluidifier
l'empois de fécule ou de le transformer en dextrine et en glucose, en général d'opérer des transformations chimiques par leur
contact avec des matières organiques données; le second groupe
renferme les matières albuminoïdes solubles qui possèdent la
propriété de fluidifier l'empois ou de le saccharifier, en général
d'opérer une transformation chimique par leur action sur une
matière organique donnée. C'est ce groupe que mon père a dé-
signé par la dénomination générique de zymases.

Dans un tissu animal, on peut avoir à reconnaître trois éléments : 1º une matière albuminoïde soluble du premier groupe ;
2º une matière albuminoïde de l'ordre des zymases ; et 3º une
partie insoluble, mais celle-ci présente à considérer l'organe et
l'élément chimique qui le constitue. Or l'organe ou ses éléments
histologiques peuvent avoir une activité chimique que ne possé-
derait pas la matière qui le compose. C'est ainsi par exemple
qu'après avoir soumis un fragment de muscle à un lavage pro-
longé, il ne reste plus que la fibre musculaire et le tissu conjonctif, lesquels sont évidemment organisés. Mais le tissu musculaire
ainsi lavé, convenablement traité, peut céder encore l'élément
chimique qui a servi à le construire. La question se pose donc
en ces termes : L'élément chimique isolé possède-t-il la fonction

---

[1] Liebig; *Introduction à son Traité de chimie organique* publié en 1840.

de l'organe ? Il importait de résoudre ce problème avant d'entreprendre toute recherche sur la fonction chimique des tissus.

Deux réactifs ont servi pour constater l'activité ou l'inactivité des trois termes albuminoïdes ci-dessus désignés : l'empois de fécule et le sucre de canne. Suivant que l'un ou l'autre de ces deux agents est modifié ou non, on conclut que la matière albuminoïde possède ou ne possède pas une fonction transformatrice. Nousallons voir quels sont les produits dans lesquels ces réactifs sont transformés.

DES PARTIES ACTIVES ET INACTIVES DU MUSCLE.

A un chien récemment sacrifié on enlève un fragment de muscle de la cuisse ; il est aussitôt réduit en pulpe dans un mortier lavé à l'eau créosotée. La pulpe a été délayée dans une petite quantité d'eau créosotée et jetée sur un filtre. Le liquide filtré, contenant les parties solubles dans l'état de plus grande concentration, a été mis à part. Le reste du produit non dissous a été lavé à l'eau créosotée jusqu'à ce que les eaux de lavage ne précipitassent plus par l'alcool concentré, c'est-à-dire jusqu'à ce qu'elles ne continssent plus aucune trace de matière albuminoïde soluble.

Le résidu du lavage est partagé en deux parties : l'une est traitée par l'acide chlorhydrique au millième créosoté, comme lorsqu'il s'agit d'isoler la syntonine ; la dissolution de matière organisée est précipitée avec précaution par l'ammoniaque ; le précipité de syntonine est lavé à l'eau créosotée. La seconde partie du résidu insoluble du muscle sera employée telle quelle.

Action sur la fécule de la partie soluble du muscle. — Le liquide, bien filtré, est mis en contact avec une certaine quantité d'empois créosoté [1] ; le mélange était tel que la consistance était encore

---

[1] Cet empois, pour toutes les expériences de ce travail, était formé de 1 partie de fécule pour 30 parties d'eau ; on avait soin de le faire bouillir pendant quelques minutes et de le créosoter bouillant.

sensiblement celle de l'empois. Après un séjour dans une étuve chauffée entre 30° et 40°, on ne constate de liquéfaction que trois jours après. Le fait que l'empois s'est liquéfié démontre que les parties solubles du muscle employé contenaient une matière de l'ordre des zymases. Notons que l'examen microscopique le plus attentif n'a pas permis d'y découvrir *aucun organisme micros-copique*, et que la liqueur était *d'une neutralité absolue* ; mais jusqu'où a été la transformation de la fécule de l'empois ? Il ré-sulte des recherches de mon père que la fécule, avant de se trans-former en dextrine et en glucose, subit plusieurs modifications allotropiques qu'il a désignées sous le nom de fécule soluble. L'un de ces états, connu sous le nom de granules de Jacquelain, est presque insoluble dans l'eau froide, mais soluble vers 60° ; l'autre état est soluble dans l'eau à toute température. Or, après la flui-dification que nous avons indiquée, la liqueur laisse déposer bien-tôt après le refroidissement une grande quantité de granules de Jacquelain. Le mélange dans sa totalité bleuissait d'ailleurs en bleu pur par l'iode, preuve qu'il ne s'était formé ni dextrine ni glucose, ce qui a été établi directement en démontrant que la liqueur ne réduisait pas le réactif cupropotassique, même en prenant les précautions que j'indiquerai plus loin. On peut donc affirmer que, dans le muscle en expérience, la matière soluble active ne pouvait pas transformer la fécule au-delà des granules de Jacque-lain, et que, par suite, son activité est aussi faible que possible.

Action sur la fécule de la syntonine du même muscle. — En opérant avec la syntonine comme il vient d'être dit, et en la mé-langeant intimement avec l'empois, il n'a pas été possible de constater aucune trace de fluidification, même après huit jours de contact à l'étuve, dans les mêmes conditions de température : l'empois a conservé jusqu'au bout la même consistance. J'ajoute que l'expérience a été continuée, et que quinze jours plus tard tout était dans le même état.

Action sur la fécule de la partie insoluble du muscle lavé à l'eau et à l'acide chlorhydrique. — Les parties insolubles dans l'eau et

4

dans l'acide chlorhydrique ont été lavées à l'eau créosotée jusqu'à
ce que les eaux de lavage ne fussent plus acides. Le produit a
été mis avec l'empois de fécule dans les conditions précédentes.
L'empois était fluidifié deux jours après. Il s'était formé surtout
des granules de Jacquelain et de la fécule soluble avec des traces
d'une matière réduisant le réactif cupropotassique, en usant des
précautions indiquées plus loin. Le liquide était devenu franchement acide par la formation d'un acide volatil. Au microscope,
on ne découvre que des microzymas extrêmement petits, libres,
et quelques rares associés ; pas de bactéries. Nous discuterons
les conséquences de cette expérience dans une autre partie de
la Thèse.

Il y a donc, dans le muscle de chien, deux matières douées
d'activité : la zymase dans les parties solubles, et la partie organisée. Mais l'activité de ces substances est différente pour chacune.

Les zymases qui agissent sur la fécule, ainsi que mon père l'a
démontré, n'ont jamais qu'une action limitée. La transformation
la plus complète qu'elles puissent lui faire subir ne va que jusqu'au glucose. La zymase du muscle est une des moins actives,
puisque son énergie se borne à la formation des granules de
Jacquelain; en un mot, on peut comparer l'action des zymases à
celle de certains agents chimiques : les unes, comme l'acide sulfurique, vont jusqu'à transformer la fécule en glucose; d'autres,
comme le chlorure de zinc, seulement en granules de Jacquelain.

La partie organisée, au contraire, est douée d'une activité d'un
autre ordre, et les transformations subies par la matière sont du
genre de celles qui s'accomplissent dans les phénomènes de nutrition. En effet, tandis que l'action des zymases engendre avec la
fécule des composés qui sont liés entre eux et avec elle par des
relations très-simples d'allotropie, d'isomérie ou de composition,
la partie organisée donne naissance, même lorsque le glucose n'a
pas été formé, à des produits évidents de décomposition tels que
l'alcool, l'acide acétique, le butyrique.

Si dans les expériences précédentes nous avons spécifié la

nature de la matière animale employée, c'est qu'à *priori* nous avons supposé que les différents tissus ne sont pas doués du même genre d'activité. C'est ainsi que la matière cérébrale du même chien a fourni, par un traitement analogue, une infusion qui, mise en contact de l'empois, ne l'a presque pas liquéfié ; bien entendu que le réactif cupropotassique n'a pas été réduit, et de plus on n'a pas découvert dans la préparation d'organismes microscopiques : microzymas, bactéries ou autres. Du reste, la partie organisée du cerveau du même chien était elle-même moins active que celle du muscle. La conclusion à tirer de ce que nous venons de dire, c'est que, toutes choses égales d'ailleurs, les matériaux solides ou organisés sont chimiquement ce qu'il y a de plus actif dans un tissu, bien que cette activité soit d'un ordre spécial.

C'est en étudiant les transformations subies par les réactifs employés, fécule ou sucre de canne, que l'on juge de l'activité des agents ou éléments organisés mis en expérience. Lorsque le réactif est la fécule, on affirme qu'il y a eu action dès que l'on voit l'empois commencer à perdre sa consistance première ; c'est qu'en effet ce phénomène indique indubitablement un changement de nature dans le réactif. Nous avons déjà vu que la fluidification de l'empois est corrélative à la formation des états allotropiques de la fécule, de la dextrine ou du glucose. Lorsque la transformation n'a abouti qu'aux états allotropiques, le produit de la réaction est coloré en bleu pur par l'iode, et il ne réduit pas le réactif cupropotassique. Mais lorsque la réduction de ce réactif a lieu, il faut admettre, non pas, comme on l'a cru jusqu'ici, que du glucose s'était formé, mais de la dextrine ou du glucose. Mon père, en effet, publiera prochainement un travail dans lequel il fera connaître un certain nombre de dextrines qui réduisent bien le réactif cupropotassique et dont quelques-unes même sont solubles dans l'alcool concentré. Ces deux caractères appartiennent au glucose; aussi faut-il avoir recours à une autre preuve indispensable et qui différencie nettement ces deux substances : les dextrines ne sont pas fermentescibles par la levure de bière; le glucose au contraire, comme on le sait, fermente rapidement.

Pour reconnaître la présence du glucose ou de la dextrine dans mes expériences, j'ai toujours employé le réactif cupropotassique, et j'ai remarqué que bien souvent, là où je devais obtenir une réduction, elle n'apparaissait pas. Je me suis alors demandé si les matières albuminoïdes que j'introduisais dans les mélanges n'étaient pas la cause de cette inactivité apparente du réactif. On sait en effet que ces substances ont ce caractère particulier de masquer les réactions ; et en effet, si l'on ajoute à une dissolution de glucose ou de dextrine une quantité suffisante d'albumine, et cette quantité est toujours très-petite, le réactif cupropotassique ne donne plus la réaction caractéristique, mais prend une teinte violacée ou bleuâtre très-faible. Cette influence est bien plus énergique encore quand il s'agit des matières albuminoïdes putréfiées ou altérées par une fermentation, et c'est précisément le cas de mes expériences, où entrent des tissus animaux capables de céder de la matière albuminoïde au milieu. Dans tous ces cas, ces matières n'empêcheraient-elles pas le protoxyde de cuivre de se précipiter en le maintenant dissous ? Il faudrait, par conséquent, qu'un acide ajouté dans le mélange, et saturant la soude caustique, forçât, en coagulant l'albumine, le protoxyde de cuivre à se précipiter : l'expérience a vérifié cette prévision.

Voici comment il faut opérer lorsque l'on veut constater que la réduction a eu lieu : le mélange bouillant de réactif et de matière supposée réductrice est additionnée d'acide acétique, goutte à goutte, jusqu'à ce que le mélange acquière une réaction franchement acide. S'il existe de la dextrine ou du glucose, l'albumine coagulée entraîne dans sa précipitation le protoxide de cuivre, et la liqueur est sensiblement décolorée; s'il n'y avait pas eu de réduction, celle-ci prendrait simplement la coloration bleu ou vert pâle de l'acétate de cuivre ; un grand excès d'acide, après la formation du précipité, ne nuit pas, et le précipité persiste [1].

[1] Voir pour plus de détails, dans le *Montpellier médical*, tom. XXXIV, pag. 342 : *De la recherche du glucose et des dextrines dans les liquides fermentés et de l'influence des matières albuminoïdes sur la réduction du réactif cupropotassique*, par M. J. Béchamp; et *Journ. de pharm. et de chim.* (4), tom. XXI, pag. 458.

PREMIÈRE PARTIE

Expériences faites avec des tissus d'animaux adultes ou âgés.

—

CHAPITRE PREMIER

Expériences faites sur des tissus non glandulaires.

Les tissus que j'ai employés dans ces expériences sont : le poumon, le muscle, le cerveau. Les fragments de ces organes, enlevés à l'animal immédiatement après la mort, sont introduits, avec toutes les précautions indiquées plus haut, dans l'empois de fécule. Les expériences ainsi préparées sont abandonnées à elles-mêmes dans une étuve dont la température oscille entre 35 et 40°.

§ I. — ACTION DE CES TISSUS SUR L'EMPOIS DE FÉCULE.

Vache très-saine et pleine.

Expériences commencées le 22 décembre 1874, à 2 heures de l'après-midi.

Muscle. On emploie 10 gram. de muscle pour 100 gram. d'empois. Le 22 décembre, à 6 h. du soir, pas de liquéfaction.

23. A 8 h. du matin, liquéfaction complète ; 11 h. du matin de la même journée, pas de réduction.

24. Le liquide se colore en bleu pur par l'iode. Il ne réduit pas le réactif cupropotassique, même après l'addition de l'acide acétique.

26. Mêmes observations que le 24. On constate la présence de très-petites bactéries et d'un grand nombre de microzymas associés.

28. Réduction très-légère du réactif bleu, constatée après l'action de l'acide acétique. Le liquide fermente, il est acide.

Il n'y a pas eu production de glucose, car le liquide séparé par la filtration ne fermente pas par la levûre de bière.

Poumon. 10 gram. de poumon sont introduits dans 100 gram. d'empois.

23. A 8 h. du matin, pas de liquéfaction ; à 11 h. du matin, même état.

24 matin. On ne constate qu'une très-légère liquéfaction. Le réactif cupropotassique n'est pas réduit.

25. Le mélange est encore visqueux ; la liquéfaction est peu avancée.

26. Le liquide, qui est acide, se colore en bleu franc par l'iode. On constate de rares bactéries très-petites et des microzymas associés.

28. Pas de réduction du réactif, même avec l'acide acétique.

Le liquide, abandonné au refroidissement, laisse déposer une grande quantité de granules de Jacquelain, qui rendent le mélange visqueux. Dans ce cas. la transformation n'a même pas été jusqu'à la fécule soluble.

Chien de chasse vieux.

Expériences commencées le 11 décembre, à 4 heures du soir.

Muscle. 10 gram. sont introduits dans 100 gram. d'empois.

12 matin. Liquéfaction.

13. Fermentation. Au microscope, microzymas et bactéries associés. réduction constatée après l'acide acétique.

14. Réduction directe très-légère.

15. Réduction directe très-nette. Le liquide est acide.

Le liquide filtré, mis avec la levûre de bière, dégage de l'acide carbonique: il y avait donc eu formation de glucose.

Poumon. 10 gram. de cet organe sont mis en présence de 100 gram. d'empois.

12 matin. Liquéfaction peu avancée.

13. Liquéfaction complète. Le liquide est acide et réduit le réactif cupropotassique après l'addition de l'acide acétique, mais très-faiblement.

14. Même état. A l'examen microscopique, on découvre des bactéries assez longues, d'autres petites et mobiles, des chapelets de *bacterium termo* et de microzymas associés. Le liquide se colore en bleu violacé par l'iode.

Il s'était formé des traces de glucose. Le liquide, mis en présence de la levûre de bière, a fermenté et fourni 2cc d'acide carbonique.

Cerveau. 10 gram. de cet organe sont mis en contact avec 100 gram. d'empois.

12 et 13 matin. Pas de liquéfaction.

14. Peut-être un peu de liquéfaction. Le mélange est très-légèrement acide : il se colore franchement en bleu par l'iode. On ne découvre

que de très-rares microzymas associés deux à deux, mais pas une seule bactérie. Le liquide ne réduit pas le réactif cupropotassique, même après l'addition de l'acide acétique.

Il ne s'était pas formé une trace de glucose, la transformation de la fécule n'avait même pas été jusqu'aux granules de Jacquelain.

Chien ratier adulte.

Expériences commencées le 23 décembre 1874, à 4 heures du soir.

Muscle. 10 gram. de muscle sont pilés et lavés à l'eau distillée créosotée jusqu'à ce que le liquide ne précipite plus par l'alcool à 90° centésimaux. Ce lavage ayant enlevé tous les matériaux solubles, on introduit séparément les deux produits dans l'empois de fécule.

Action de la partie insoluble sur 100 gram. d'empois. — 24 matin. Il y a commencement de liquéfaction; à 2 h. de l'après-midi, la liquéfaction est complète.

25 matin. On constate une réduction énergique par le réactif bleu après l'acide acétique : le liquide est acide. On y découvre beaucoup de microzymas et de rares bactéries associés à deux ou trois articles.

26. Réduction directe du réactif.

Action de la partie soluble sur 100 gram. d'empois. — 24 matin. La liquéfaction est complète. Le liquide se colore en bleu pur par l'iode. Il n'y a pas de réduction, même après l'acide acétique.

26. Le liquide se trouve pris en masse par la formation des granules de Jacquelain.

Cette expérience a été conservée, et on la retrouve dans le même état le 12 février 1875. — Pas de bactéries.

Poumon. 10 gram. du poumon du même chien sont mis en présence de 100 gram. d'empois de fécule.

24 et 25 matin. Liquéfaction complète. Coloration bleu pur par l'iode.

26. Réduction directe très-faible ; le liquide se colore en violet par l'iode : il y a donc formation de dextrine. A l'examen microscopique, on découvre de petites bactéries mobiles et des chapelets de microzymas très-longs de sept à huit articles. Le liquide est acide.

Cerveau. 10 gram. du cerveau du même chien sont mis avec 100 gr. d'empois.

24 et 25 matin. Même état de l'empois.

26. Il se développe une odeur de putréfaction, mais l'empois est toujours ferme.

27. L'odeur de putréfaction est très-prononcée , l'empois est peut-

être un peu plus fluide ; il se colore en bleu pur par l'iode. Le liquide est très-légèrement acide. Au microscope, on découvre des microzymas associés à deux, mais on ne voit aucune bactérie. Il n'y a pas trace de réduction, même après l'addition de l'acide acétique. Le fragment de cerveau est entier.

On décante et on précipite le liquide par l'alcool. Le précipité est de la fécule ordinaire qui ne se redissout pas dans l'eau; il n'y a même pas eu formation de granules de Jacquelain. L'alcool a dissous une trace d'une matière sans action sur le réactif cupropotassique.

REMARQUES AU SUJET DES PRÉCÉDENTES EXPÉRIENCES.

Le fait qui ressort de ces expériences, c'est d'abord l'inégale faculté des divers tissus à transformer la fécule. Il en est un second qui, à un autre point de vue, n'est pas moins intéressant : c'est que si des bactéries apparaissent dans certains cas, il en est où elles ne se développent pas. Nous allons insister sur ces deux phénomènes.

Relativement aux transformations subies par la fécule, on ne peut pas s'empêcher de remarquer qu'elles sont plus profondes par le muscle que par le poumon ; le cerveau s'est révélé comme sensiblement inactif ; il y a pourtant à tenir compte d'une particularité : elle est relative au poumon des chiens, qui, dans les deux cas, a abouti, soit à la dextrine, soit au glucose. Les cerveaux des chiens, dans les deux cas, n'ont presque pas agi, puisque dans l'un l'action n'a été que jusqu'aux granules de Jacquelain.

Remarquons encore que dans l'expérience sur le *chien ratier*, on a opéré séparément sur les parties solubles et insolubles du muscle ; et tandis que les premières n'ont abouti qu'à la formation des granules de Jacquelain, les secondes, la partie organisée, sont arrivées à la formation du glucose et à une véritable fermentation acide. Notons encore que dans l'expérience avec les parties solubles, rien d'organisé n'apparut. Pourtant les tissus de ce chien se sont comportés presque dans tous les cas d'une façon particulière, et en quelque sorte anormale, comme on le verra par la suite. Tout dépend donc, dans les tissus de cet animal, de l'activité particulière de leurs éléments organisés, lesquels non-seulement transforment la fécule en produits isomériques, mais encore aboutissent à la fermentation acide, ainsi que cela arrive dans tous les cas semblables, que l'on ait ou que l'on n'ait pas isolé les parties solubles. Nous pouvons donc affirmer, dans tous les cas, que la fonction de ferment organisé n'appartient qu'à la partie insoluble des tissus.

Enfin, il peut arriver que la fermentation devienne putride, sans que pour cela les produits cessent d'être acides. C'est avec le cerveau que l'acidité est la moins prononcée, de façon que nous sommes forcé d'admettre que les éléments organisés du cerveau, dans les expériences que nous venons de faire connaître, se sont montrés les moins actifs. Nous verrons que cela est vrai de tous les animaux adultes, mais non pas des animaux dans l'état fœtal.

Quant au développement des bactéries et à la cause des actions chimiques constatées, c'est ici le lieu de revenir sur un point qui a déjà été touché dans l'Introduction. Quelques personnes pourraient soutenir que l'activité chimique doit être attribuée aux germes de l'air introduits dans les mélanges. Pour ne plus avoir à y revenir, nous allons examiner à fond cette question.

En premier lieu, notons que dans les expériences de ce paragraphe et des suivants, tout a été semblable comme quantité de tissus, d'empois et de créosote ; la température a été la même et les observations ont été faites dans des temps égaux. Si nous parlons ici de la quantité de créosote introduite dans les mélanges, c'est que la quantité de cette matière a une influence sur la marche des phénomènes. Quoiqu'à doses non coagulantes elle ne puisse pas arrêter une fermentation commencée, en certaines proportions elle est pourtant capable d'en retarder singulièrement la marche, de diminuer l'activité des ferments en général, celle des microzymas en particulier et surtout leur évolution en bactéries. Quoique tout ait été semblable, pourtant quelles différences dans la fonction et l'évolution des microzymas ou granulations moléculaires !

Il m'est impossible de ne pas signaler ce fait d'une si haute importance, que dans les expériences avec les cerveaux, bien que des phénomènes de putréfaction véritable se fussent manifestés, les bactéries n'apparurent à aucun moment, tandis qu'elles apparaissent plus ou moins abondantes dans celles où intervenaient le muscle ou le poumon.

Si tous ces phénomènes devaient être attribués aux germes atmosphériques, pourquoi le poumon n'est-il pas plus actif que le muscle, et pourquoi les bactéries ne sont-elles pas plus abondantes dans les mélanges avec poumon que dans ceux avec muscle? Enfin, pourquoi ne se développe-t-il pas de bactéries dans les mélanges avec cerveau?

Le poumon est évidemment l'organe le plus exposé aux germes de l'air. Or, voici ce que mon père écrivait à ce sujet : « Le rôle des granulations moléculaires, des germes, comme on dit, de l'atmosphère, est considérable, cela n'est pas douteux. Les expériences que je viens de rapporter me semblent prouver que ces prétendus germes sont surtout des *microzymas* dont on peut rendre l'influence aussi petite que l'on veut. Il ne faut donc pas leur accorder une importance exagérée, qui devient en quelque sorte superstitieuse, quand on veut leur faire tout expliquer en matière de fermentations. Ainsi, l'on admet qu'ils pénètrent même à travers des parois compactes, et que le contact instantané d'un petit volume d'air peut être la cause, dans tous les cas où une fermentation se manifeste, de transformations chimiques puissantes, et de l'apparition possible d'une foule d'organismes divers. Admettons pour un moment l'hypothèse, et voyons-en les conséquences : M. Dumas a démontré qu'à Paris, un homme qui fait seize inspirations par minute, fait pénétrer dans ses poumons huit mètres cubes d'air par vingt-quatre heures. Puisque l'on admet que les germes ou *microzymas* de l'air pénètrent si facilement partout et qu'ils sont si aisément retenus par les infusions, je demande expressément pourquoi l'on n'admet pas qu'ils soient retenus également par toute la surface des voies respiratoires et de cette vaste nappe humide ou sanguine que le poumon étalé en surface représente, et n'y pénètrent pas. Sans doute on est forcé de le nier, car sans cela, en poussant un peu les conséquences, tous les actes chimiques de l'organisme, si semblables aux actes de fermentation, pourraient être attribués aux germes de l'atmosphère ! J'admets au contraire qu'ils y pénètrent en tant que *microzymas*, et je démontrerai, je l'espère, qu'ils ne sont presque pour rien dans les manifestations chimiques que nous y observons. Quoi qu'il en soit, on vient de voir que l'on peut réduire leur influence à rien. Ce sont ces expériences préliminaires qui nous ont permis, à M. Estor et à moi, d'entreprendre l'étude des *microzymas* de l'organisme, étude pour laquelle nous avions besoin de négliger l'influence des germes atmosphériques. J'ai cherché, dès 1855, dans l'atmosphère, la cause du développement des moisissures et de tous les ferments figurés : elle est aussi ailleurs [1].» La cause prochaine de ce développement des bactéries réside dans les granulations moléculaires des microzymas des tissus animaux que nous employons.

Les microzymas atmosphériques sont nécessairement retenus à la surface du poumon. On sait que, pour recueillir aisément les germes de l'atmosphère, il suffit de suspendre dans l'air une plaque de verre enduite d'une couche de glycérine. Les faits connus et constatés d'anthracosis démontrent d'ailleurs invinciblement que les poussières sont retenues par la surface du poumon, et qu'elles peuvent même pénétrer dans le parenchyme pulmonaire. Eh bien ! nous avons vu déjà que le poumon est l'organe qui, après le cerveau, laisse le plus difficilement apparaître des bactéries. Enfin les médecins légistes savent que ce viscère est celui qui se putréfie le dernier ; or, dans la théorie qui veut tout faire dériver des germes atmosphériques, le poumon devrait être l'organe le plus altérable.

Après le poumon, le sang devrait être le plus facilement putrescible, et dans les circonstances de mes expériences celui dans lequel devraient le plus facilement apparaître les bactéries. Or, des expériences faites par M. Le Ricque de Monchy dans le labora-

[1] *Comptes-rendus*, tom. LXXV, pag. 1284. Note de la page 1285.

toire de mon père, démontrent le contraire[1]. Du sang, en présence du sucre de canne ou de l'empois créosoté, ne les saccharifie pas, du moins sensiblement, et les bactéries n'apparaissent
pas. Dans un certain nombre d'expériences, les granulations moléculaires seules ont paru augmentées.

Le cerveau est un des viscères qui reçoit le plus de sang et qui,
par sa structure, recevrait le plus facilement les germes atmosphériques, s'ils y arrivaient par le sang; or, le cerveau est précisément celui où les bactéries n'ont pas apparu.

Ainsi, nous pouvons déjà conclure des expériences précédentes, ce qui sera confirmé amplement par la suite, que l'activité
chimique et l'aptitude à donner des bactéries sont variables
dans différents centres organiques. L'activité doit être attribuée exclusivement aux granulations moléculaires de ces centres.
En effet, on pourrait soutenir que l'activité constatée appartient
aux cellules des organes employés ou à la nature organique
propre de ces organes ; ce serait une erreur. Nous avons déjà démontré que cette matière organique ne possède quelque activité
que dans les parties solubles ; que la partie insoluble elle-même
se divisait en deux parties : l'une qui dans le muscle se dissout
dans l'acide chlorhydrique, la syntonine; l'autre qui y est insoluble. Or, de ces deux parties, la dernière seule possède encore quelque fonction chimique que l'on peut attribuer aux parties organisées qui n'ont pas été détruites. Quant à ce qui est des cellules de
ces organes, leur influence est absolument nulle, car elles n'existent plus, et les histologistes savent, ainsi que MM. Béchamp et
Estor l'ont fait remarquer, que « quelques heures après la mort il
est quelquefois impossible de retrouver une seule cellule épithé-
liale intacte. Une seule chose est vraie, c'est que la cellule ne meurt
pas tout entière » ; ce qui lui survit, ce sont les granulations moléculaires. Du reste, dans mes expériences, on voit au bout de peu de
temps que les cellules ont complétement disparu, et que cependant

---

[1] Cependant, dans certaines circonstances (voir Historique, pag. 28), le globule
sanguin peut laisser apparaître des bactéries.

les transformations n'en continuent pas moins ; on ne remarque plus dans le milieu fermentescible que les granulations moléculaires des physiologistes : microzymas de M. A. Béchamp, ou les différents termes de leur évolution : microzymas associés, ou bactéries. Il arrive même souvent que des transformations ne commencent que quand le tissu est presque détruit, c'est-à-dire quand les microzymas, facteurs de ses cellules, sont mis en liberté.

§ II. — ÉTUDE DE L'ACTION DES MÊMES TISSUS SUR LE SUCRE DE CANNE.

Ces expériences sont parallèles aux précédentes. Les tissus provenaient des mêmes animaux. La dissolution du sucre de canne était faite dans les proportions suivantes : 25 gram. de sucre de canne pour 100 gram. d'eau.

Vache très-saine et pleine.

Expériences commencées le 22 décembre 1874, à 2 heures de l'après-midi.

Muscle. 10 gram. de muscle sont mis en contact de 100 gram. de la dissolution sucrée et créosotée.

23 et 24. Pas de réduction.

25. Pas de réduction, même après l'addition de l'acide acétique. Au microscope, on ne découvre que de très-rares microzymas associés, pas de bactéries proprement dites.

28. La liqueur est acide ; elle ne réduit par aucun moyen le réactif bleu.

Poumon. 10 gram. sont placés dans 100 gram. de la dissolution sucrée et créosotée.

23. Rien de particulier. Le 24 et le 25, tout reste dans le même état.

26. La réduction du réactif bleu se fait directement ; la fermentation est devenue visqueuse. Au microscope, rares microzymas associés, beaucoup de microzymas libres. On ne découvre aucun autre ferment. Le liquide est franchement acide.

28. Même état. Pas d'autres ferments que les microzymas libres ou associés.

Chien de chasse vieux.

Expériences commencées le 11 décembre 1874, à 4 heures du soir.

Muscle. 10 gram. de muscle sont ajoutés à 100 gram. de la solution de sucre de canne.

La dissolution a été examinée tous les jours jusqu'au 14. Ce n'est que le 27 que l'on a obtenu une très-légère réduction du réactif bleu, après l'addition de l'acide acétique. Le liquide fermenté est acide ; on n'y découvre que des microzymas associés et de très-rares petites bactéries. Le muscle est bien conservé, on peut facilement encore constater la striation.

Poumon. 10 gram. de cet organe provenant du même chien sont ajoutés à 100 gram. de dissolution de sucre de canne.

12. Rien à noter.

13. Le liquide est acide; il n'y a pas de réduction, même à l'aide de acide acétique. Il y a quelques rares bactéries, quelques *bacterium termo* et des microzymas associés.

14. Faible réduction à l'aide de l'acide acétique.

Cerveau. On ajoute 10 gram. de cerveau du même chien à 100 gr. de dissolution sucrée.

On a examiné tous les jours le liquide. Il n'y a jamais eu réduction, même à l'aide de l'acide acétique. On ne découvre absolument pas de bactéries; quelques rares microzymas associés nagent dans le milieu, ainsi que des microzymas libres. Le liquide est légèrement acide.

Chien ratier adulte.

Expériences commencées le 23 décembre, à 4 heures du soir.

Muscle. 10 gram. de muscle sont ajoutés à 100 gram. de la solution sucrée.

24. et 25. Rien de particulier. Il n'y a pas de réduction.

26. Réduction directe du réactif. La fermentation est devenue visqueuse : le liquide est acide. On découvre de rares petites bactéries, mais surtout des microzymas associés et libres; pas d'autres ferments. Le tissu musculaire est bien conservé ; cependant la striation est moins nette que dans le cas précédent.

28. Même état.

Poumon. On ajoute 10 gram. de poumon à 100 gram. de la dissolution sucrée.

Même le 28, le liquide n'a pas eu d'action sur le réactif cupropotassique à l'aide de l'acide acétique. Au microscope, on constate

quelques belles bactéries libres et articulées, et des microzymas associés ; le mélange est acide.

Cerveau. 10 gram. sont mis en présence de 100 gram. de la dissolution de sucre de canne.

On ne constate aucune transformation ; la dissolution ne réduit par
aucun moyen. On ne découvre aucune bactérie; quelques rares microzymas associés deux à deux et des microzymas libres. Le liquide est
très-légèrement acide.

REMARQUES.

Il n'y a pas de différence très-marquée entre les microzymas du tissu musculaire et du poumon; leur activité et leur mode
de fonctionnement sont presque identiques vis-à-vis du sucre
de canne; leur action est en général peu énergique et la fermentation peut se produire sans que la transformation en glucose
s'opère, puique dans plusieurs exemples on voit les mélanges devenir très-acides, sans qu'il y ait eu réduction du réactif, même à
l'aide de l'acide acétique.

Les auteurs pensent que, pour fermenter, le sucre doit d'abord
être transformé en glucose. Ces expériences montrent que cela
n'est pas indispensable, même quand l'évolution du microzyma
en bactérie a eu lieu. Dans certains cas, la transformation se produit; dans d'autres, elle ne se produit pas, et le liquide n'en devient pas moins acide; il ne s'en dégage pas moins des gaz, l'alcool
prend naissance ; en un mot, il y a véritable fermentation. Ce qu'il
faut dire maintenant, c'est que la transformation en glucose est nécessaire pour certains ferments, la levûre de bière par exemple ;
mais la fermentation peut s'établir avec d'autres ferments, les
microzymas nous le montrent, sans saccharification préalable.

Il y a du reste un fait particulier qui empêche de suivre l'action des tissus animaux sur le sucre de canne aussi facilement que
sur l'empois de fécule. Les tissus animaux provoquent quelquefois, quand il sont mis en présence du sucre de canne, une fermentation d'un ordre spécial à laquelle on a donné le nom de fermentation visqueuse, parce qu'il s'y produit une substance douée au
plus haut degré de la propriété de rendre le liquide filant. Or,

cette matière visqueuse est toujours accompagnée de glucose, et, d'après M. A. Béchamp, le sucre de canne se dédoublerait en glucose et en matière visqueuse[1]. Ce fait s'est produit deux fois : dans la fermentation avec le poumon de la vache, et le muscle du chien adulte. Les tissus de ce dernier animal, comme nous le verrons plus loin, ont une aptitude toute spéciale à provoquer cette fermentation.

Il y a cependant un fait qu'il faut noter : M. Péligot a décrit un ferment particulier qui apparaît dans ces sortes de fermentations. J'ai cherché avec soin à différentes époques, et je n'ai jamais aperçu, dans mes expériences, ces ferments particuliers. Il faut nécessairement conclure de ces faits que des microzymas ou les divers termes de leur évolution sont aussi capables de provoquer la fermentation visqueuse, car je n'ai jamais vu qu'eux, quelque soin que j'aie mis à découvrir les autres.

S'il n'y a pas de différence entre la fonction des microzymas du muscle et du poumon, il y a au contraire une différence très-grande entre ceux-ci et ceux du cerveau. En effet, dans aucune de ces expériences je n'ai obtenu de réduction, même à l'aide de l'acide acétique, et le liquide est bien moins acide que dans les cas précédents. Il y en a encore une autre : je n'ai jamais vu se développer la fermentation visqueuse avec le cerveau; dans les expériences dont je parle et dans celles que nous verrons dans la suite, elle s'est développée quelquefois avec d'autres tissus.

D'une façon générale, on voit aussi que les bactéries se développent beaucoup plus difficilement dans le sucre de canne que dans l'empois de fécule. Ce fait avait déjà été observé par MM. Béchamp et Estor. Cependant elles s'y développent, rares, quand on emploie le muscle ou le poumon ; elles n'apparaissent au contraire jamais avec le cerveau, quelle que soit la durée du contact de ce tissu avec le sucre de canne. Les mycrozymas restent libres, tout au plus les trouve-t-on associés à deux ou à trois. Voilà une différence fonctionnelle des plus importantes, et nous ver-

[1] Expériences inédites.

rons que le cerveau des adultes conserve toujours cette propriété.

Il est un fait remarquable qui est parfaitement d'accord avec ce que je viens de dire : les tissus se conservent très-longtemps intacts dans les dissolutions de sucre de canne. Tandis qu'en général, dans l'empois de fécule, il se développe une odeur de putréfaction très-énergique, elle est nulle ou très-faible dans le sucre de canne; tandis que les tissus se détruisent facilement dans l'empois de fécule, se réduisent en petits fragments qui représentent néanmoins après l'expérience la presque totalité du tissu employé, ils restent entiers dans le sucre de canne et on peut apercevoir après plusieurs jours leur structure la plus délicate. Ainsi, on voit très-nettement encore la striation musculaire après trois ou quatre jours d'immersion dans le sucre de canne, tandis qu'elle a complétement disparu dans l'empois de fécule après la même durée d'immersion. Cela devait être, puisque les microzymas ne changent pas d'état, ou peu dans ces circonstances, et par suite le tissu doit rester intact.

CHAPITRE II

Expériences faites avec les diverses glandes d'animaux adultés ou âgés.

—

§ I. — ÉTUDE DE L'ACTION DE CES DIVERSES GLANDES SUR L'EMPOIS DE FÉCULE.

J'ai employé dans ces expériences les glandes suivantes : foie, pancréas, amygdales, parotides, thymus, rein, ganglions mésentériques. J'ai tâché d'isoler ces glandes autant que possible, de manière à ne pas introduire dans ces expériences des tissus étrangers. Elles ont été ensuite lavées avec de l'eau créosotée et mises en présence de l'empois de fécule.

Vache jeune, pleine, très-saine.

Expériences du 22 décembre 1874, commencées à 2 heures de l'après-midi.

Foie. 10 gram. pris au centre de l'organe sont mis avec 100 gram. d'empois créosoté.

23 matin. Liquéfaction complète : bleuit par l'iode. A 11 h. de la même journée, on constate une réduction du réactif cupropotassique à l'aide de l'acide acétique.

24 matin. La réduction est très-nette à l'aide de l'acide acétique. Au microscope, magnifiques bactéries libres et articulées, mobiles; bactéries plus petites et microzymas associés en foule. Le milieu est acide.

26. Le mélange réduit directement le réactif cupropotassique avant l'ébullition.

28. *Idem.* Le liquide est très-acide et possède l'odeur d'une fermentation butyrique.

Pancréas. Pancréas 10 gram.; empois de fécule 100 gram.

A 5 h. du soir, liquéfaction complète; le liquide est limpide, il réduit le réactif cupropotassique très-énergiquement. Le mélange bleuit encore par la teinture d'iode.

24. Le mélange ne bleuit plus par l'iode, toute la fécule a disparu.

On aperçoit des bactéries libres, d'autres articulées assez rares, avec leur mouvement caractéristique; des microzymas associés à deux et à trois articles, en foule; le liquide est franchement acide.

Thymus. Le thymus est très-petit et on ne trouve plus que quelques lobules de la glande, que l'on sépare du tissu cellulaire environnant.

Thymus 10 gram.; empois de fécule créosotée 100 gram.

23 matin. Il n'y a absolument pas de liquéfaction.

24 matin. Commencement de liquéfaction; on constate cependant quelques bactéries.

25. Liquéfaction plus avancée, mais incomplète. Absolument pas de réduction.

26. Liquéfaction complète; se colore en bleu franc par l'iode. Réduction très-légère du réactif à l'aide de l'acide acétique. Bactéries assez rares, microzymas associés.

28. Réduction du réactif à l'aide de l'acide acétique, mais il n'y a pas de trace de glucose; la levûre, ajoutée à une petite quantité du liquide, ne fermente pas. Le mélange est acide. Par le refroidissement, il se dépose des granules de Jacquelain solubles à chaud.

Rein. Le rein est ouvert et lavé à l'eau créosotée. Rein 10 gram; empois de fécule créosotée 100 gram.

23 et 24 matin. Pas de liquéfaction.

25. Commencement de liquéfaction. On constate la présence de bactéries et de microzymas associés.

26. La liquéfaction est complète. Le mélange se colore en bleu pur par l'iode, et ne réduit par aucun moyen le réactif cupropotassique. Le liquide est acide.

28. Même état. Par le refroidissement, il se dépose une grande quantité de granules de Jacquelain.

Rate. 10 gram. de rate sont ajoutés à 100 gram. d'empois.

23 matin. Pas de liquéfaction.

24 matin. Liquéfaction complète. Pas de réduction du réactif bleu, même avec l'acide acétique.

26. Réduction du réactif à l'aide de l'acide acétique. Le liquide se colore en bleu par l'iode : il est acide. On remarque le *bacterium termo* et des microzymas associés à deux et trois articles.

28. Réduction directe du réactif cupropotassique. Par le refroidissement, il se dépose des granules de Jacquelain en petite quantité.

Ganglions mésentériques. Les ganglions sont isolés de tout autre tissu. 10 gram. ganglions mésentériques ; 100 gram. empois de fécule créosotée.

23. A 11 h. du matin, liquéfaction presque complète.

24. Liquéfaction complète. Pas de réduction du réactif bleu.

26. Réduction légère à l'aide de l'acide acétique. Le liquide se colore en bleu pur par l'iode : le liquide est acide. On remarque quelques bactéries, mais surtout des microzymas associés en foule.

28. Réduction légère à l'aide de l'acide acétique. Par le refroidissement, il se dépose une grande quantité de granules de Jacquelain.

Chien de chasse vieux.

Expériences commencées le 11 décembre 1874, à 4 heures du soir.

Foie. 10 gram. de foie pris au centre de la glande; empois de fécule créosoté 100 gram.

12 matin. Liquéfaction. Réduction du réactif cupropotassique à l'aide de l'acide acétique.

13. Réduction directe. Il y a dégagement gazeux.

14. Réduction directe très-énergique. Le liquide se colore en bleu violacé par l'iode : il est acide. Examen microscopique : bactéries de toute grandeur, mobiles et immobiles, libres et articulées ; *bacterium termo*, chaînettes de microzymas à 10 et 15 grains, microzymas associés à deux et trois.

15. Le liquide filtré est mis avec de la levûre de bière ; il se dégage de l'acide carbonique. Le liquide, séparé de la fermentation avec levûre de bière, ne réduit plus le réactif par aucun moyen.

Pancréas. 10 gram. de la glande et 100 gram. d'empois de fécule créosoté.

12 matin. Liquéfaction complète et limpide ; réduction directe très-énergique.

13. Même état. Il n'y a presque pas de dégagement gazeux. Le liquide est très-peu acide et ne se colore plus en bleu par l'iode.

14. Même remarque. Au microscope, quelques très-rares bactéries, surtout des associées ; le liquide acide.

15. Le liquide filtré est mis avec de la levûre de bière. Fermentation très-vive. Le liquide séparé réduit encore directement le réactif cupropotassique. J'ai en effet séparé par l'alcool une dextrine qui possède cette propriété du glucose.

Parotide. La glande entière, bien débarrassée des tissus étrangers, est introduite dans 100 gram. d'empois de fécule créosotée.

12 matin. Liquéfaction complète. Pas de réduction du réactif, même avec l'acide acétique.

13. Même état. Action nulle sur le réactif bleu. Le liquide se colore en bleu pur par l'iode.

14. Même état. Pas de réduction. Au microscope, magnifiques bactéries très-volumineuses et très-grandes, complétement immobiles, ressemblant très-bien au leptothrix ; bactéries plus petites et mobiles, bactéries articulées, microzymas associés en foule, chaînettes de microzymas (*fig.* VI).

15. Absolument pas de réduction. Le liquide se colore en bleu pur par l'iode, et par le refroidissement il laisse déposer une grande quantité de granules de Jacquelain. Liquide extrêmement acide.

L'intérieur de la glande, que l'on retrouve entière, contient aussi les mêmes bactéries, et en plus les *bacterium capitatum*.

Le liquide décanté, mis avec de la levûre de bière, ne fermente pas.

J'ai étudié de la même façon l'action des autres glandes salivaires, sublinguales et sous-maxillaires.

Sublinguales et sous-maxillaires. Elles sont mises avec de l'empois de fécule créosoté.

12 matin. Liquéfaction presque complète.

13. Liquéfaction complète ; absolument pas de réduction. Liquide acide ; se colore en bleu pur par la teinture d'iode.

14. Même état. Pas de réduction, même à l'aide de l'acide acétique. Liquide très-acide, bleu pur par l'addition de l'iode. Au microscope , bactéries assez longues et grêles rares, bactéries plus petites et mobiles, microzymas associés.

L'intérieur des glandes laisse voir les mêmes organismes que le liquide ambiant.

Amygdales. La glande entière est mise avec 100 gram. d'empois.

12. Liquéfaction complète le matin.

13. Le liquide se colore en bleu pur par l'iode. Pas trace de réduction, même à l'aide de l'acide acétique : le liquide est acide. Examen microscopique : bactéries de toute grandeur libres, articulées, en chaînes, mobiles et immobiles; microzymas associés ; liquide acide.

15. Réduction très-légère du réactif à l'aide de l'acide acétique. Le liquide se colore en bleu pur par l'iode : il est très-acide. Il se fait, par le refroidissement, un dépôt de granules de Jacquelain.

La glande est entière et présente à son intérieur les mêmes organismes que le liquide ambiant.

Rein. 10 gram. sont pris dans l'intérieur de l'organe soigneusement lavé à l'eau créosotée, et placés dans 100 gram. d'empois.

12. Liquéfaction presque complète.

13. Dégagement gazeux, liquéfaction complète, réduction du réactif à l'aide de l'acide acétique.

14. Réduction directe du réactif. Par l'iode, on n'obtient plus qu'une coloration violette, sans trace de bleu.

Examen microscopique : bactéries libres, articulées et mobiles : microzymas associés; liquide acide.

15. On met le liquide décanté en présence de la levûre de bière. Fermentation vive; il s'était produit beaucoup de glucose.

Rate. 10 gram. de rate mis en présence de 100 gram. d'empois.

12. Liquéfaction presque complète.

13. Liquéfaction complète. Réduction du réactif bleu à l'aide de l'acide acétique; liquide acide.

14. Réduction directe à l'ébullition ; se colore en bleu violacé par l'iode. Au microscope, rares bactéries petites, *bacterium termo*, microzymas associés, belles chaînettes de microzymas.

15. Le liquide décanté est mis avec de la levûre de bière; il s'est dégagé 2 cent. cub. de gaz carbonique : il y avait donc des traces de glucose. Le liquide séparé de la fermentation avec levûre réduit encore le réactif; il s'est formé une dextrine.

Ganglions mésentériques. 5 gram. des ganglions sont mis en présence de 50 gram. d'empois créosoté.

12. Liquéfaction presque complète.

13. Liquéfaction complète : la liqueur est acide. Pas de réduction à l'aide de l'acide acétique.

14. Réduction nette par le réactif et l'acide acétique. Le liquide se colore en bleu par l'iode. Au microscope, rares bactéries, surtout des microzymas associés.

15. On met le liquide en présence de la levûre de bière. Légère fermentation. Il n'y a que des traces de glucose formé.

Chien ratier adulte.

Expériences commencées le 23 décembre, à 4 heures du soir.

Foie. 10 gram. de foie pris dans l'intérieur de l'organe mis en présence de 100 gram. d'empois de fécule créosoté.

24 matin. Liquéfaction presque complète.

25. Liquéfaction complète, réduction très-énergique du réactif à l'aide de l'acide acétique. Le liquide se colore en bleu violacé par l'iode : il est acide ; le mélange est en fermentation. Au microscope, belles bactéries de toute taille, mobiles, des chapelets de *bacterium termo* et une foule de microzymas associés.

26. Réduction directe du réactif bleu.

27. *Idem.* Le liquide ne se colore plus qu'en violet par l'iode.

Pancréas. 10 gram. de cette glande et 100 gram. d'empois de fécule créosoté sont mis en présence.

24 matin. Liquéfaction complète et limpide, réduction directe du réactif cupropotassique. Se colore en bleu violacé par l'iode.

25. Même état, mais le liquide ne se colore plus en bleu par l'iode. On ne constate que de très-rares petites bactéries, surtout des microzymas associés ; le liquide est acide.

Parotide. La glande entière, séparée de tous les autres tissus, est mise avec 100 gram. d'empois de fécule créosoté.

24 matin. Liquéfaction presque complète.

25. Liquéfaction complète ; le mélange est en fermentation. La glande, gonflée par le gaz qui se dégage, nage à la surface du liquide. Coloration bleu pur par l'iode. Le liquide ne réduit pas le réactif cupropotassique, même à l'aide de l'acide acétique ; il est acide.

26. Même état. Au microscope, bactéries en foule, mobiles ; superbes bactéridies très-longues, de véritables leptothrix; bactéries en chaînes, chaînettes de microzymas d'une longueur égale à celle des bactéridies.

27. La fermentation continue. Il se dégage de l'acide carbonique et de l'hydrogène, comme dans les fermentations précédentes ; le liquide est très-acide. Il n'y pas de réduction, même à l'aide de l'acide acétique. Bleu violacé par l'iode.

28. On filtre. Le liquide analysé donne :

Alcool en quantité suffisante pour l'enflammer.

Acides volatils (acétique, butyrique)....... $0^{gr},42$

Lactate de chaux................. 0, 17

On retrouve un mélange de fécule soluble et de dextrine ; pas de glucose.

J'ai étudié, comme dans le cas précédent, l'action des glandes sublinguales et sous-maxillaires sur l'empois de fécule.

Glandes sublinguales et sous-maxillaires. Les glandes sont mises en présence de 50 gram. d'empois de fécule créosoté.

24 matin. Commencement de liquéfaction.

25. La liquéfaction est complète ; le liquide acide se colore en bleu

pur par l'iode. Le réactif cupropotassique n'est pas réduit, même à l'aide de l'acide acétique.

26. Même état. L'examen microscopique montre : de très-belles bactéries mobiles et volumineuses, d'autres plus longues et plus grêles, des bactéridies et des leptothrix, des chapelets de microzymas à cinq et six grains, des microzymas associés deux à deux. Le liquide se colore toujours en bleu par l'iode.

28. Le réactif n'est absolument pas réduit. Le liquide se colore en bleu un peu violet. Le liquide est extrêmement acide.

Rein. 10 gram. sont mis avec 100 gram. d'empois créosoté.

24 matin. La liquéfaction est incomplète ; à 2 h. de l'après-midi, elle est complète.

25. Réduction énergique du réactif à l'aide de l'acide acétique. Le mélange se colore en violet par l'iode. Le liquide est acide; au microscope, on voit de rares bactéries articulées, des bactéries libres plus nombreuses, des microzymas associés.

26. Réduction directe du réactif.

Rate. 10 gram. de rate ajoutés à 100 gram. d'empois.

24 matin. Commencement de liquéfaction. Elle est complète dans l'après-midi.

25. Le liquide se colore en violet par l'iode ; il est acide.

26 et 28. Réduction directe du réactif à l'ébullition. On découvre au microscope une foule de très-petites bactéries très grêles et très-pâles et des microzymas associés.

Ganglions mésentériques. La moitié des ganglions est ajoutée à 50 gram. d'empois créosoté.

24 matin. La liquéfaction est complète.

25. Réduction du réactif à l'aide de l'acide acétique. Le liquide est acide et se colore en violet par l'iode. Au microscope, beaucoup de petites bactéries, d'autres plus longues et grêles, très-pâles; microzymas associés en chaînettes, associés à deux.

26 et 28. Réduction directe très-légère du réactif à l'ébullition.

REMARQUES.

Les glandes proviennent des mêmes animaux qui ont servi aux expériences précédentes.

La manière d'agir de ces glandes est loin d'être la même; pourtant, il y en a parmi elles dont la constitution histologique est semblable : pancréas, glandes parotides, sublinguales, sous-

maxillaires; ce sont toutes des glandes en grappe, et l'histolo-
giste ne peut pas donner une idée de leur mode d'action si dis-
semblable, le physiologiste lui-même ne peut expliquer leurs fonctions si différentes. C'est qu'en effet ce ne sont pas les tissus eux-
mêmes qui interviennent pour donner la fonction à telle ou telle
glande, mais les microzymas qui les composent. Nous verrons
d'une façon très-nette, dans les expériences que je vais citer, que
ces microzymas complétement isolés, ou les formes de leur évolution, ont identiquement la même action que ces tissus eux-
mêmes, et qu'ici, comme plus haut, la matière albuminoïde, la
substance chimiquement définie, est absolument inactive dans
certains cas, et dans d'autres l'action n'est comparable qu'à
celle de certains composés minéraux.

Nous allons voir que les tissus de ces diverses glandes n'agissent
pas différemment, dans le cas où elles ont été lavées à outrance à
l'eau créosotée, et dans celui où leurs microzymas ont été isolés;
nous verrons même que la nouvelle théorie m'a permis de prévoir
certaines activités, certaines fonctions spéciales de quelques
glandes, que l'expérience a vérifiées.

Le foie a une action assez énergique sur l'empois de fécule.
Mais il faut noter qu'en général la liquéfaction n'est opérée que
vingt-quatre heures après, et que ce n'est en général aussi que
trois jours plus tard que la réduction directe du réactif a lieu.
Le liquide se colore en bleu violacé par l'iode, même trois et
quatre jours après.

Le pancréas a une activité beaucoup plus grande, puisque quelques heures après, la liquéfaction est complète et que vingt-
quatre heures après, le mélange ne se colore plus en bleu par
l'iode, c'est-à-dire que la fécule a totalement disparu.

Le thymus a une très-faible activité, puisque ce n'est que
trois jours après que la liquéfaction est complète et que l'on
constate une très-légère réduction à l'aide de l'acide acétique.

La parotide et les glandes salivaires en général n'arrivent pas à
la saccharification de la fécule, même quatre jours après. Ce fait,
je l'avais prévu, et voilà quelles sont les idées qui m'ont poussé à

le vérifier. Dans un Mémoire publié en commun par MM. Béchamp, Estor et Saintpierre, on trouve la démonstration que la salive parotidienne de cheval n'a qu'une action très-faible sur l'empois de fécule ; elle fluidifie, mais ne saccharifie pas. Il faut nécessairement qu'elle passe par la bouche, c'est-à-dire qu'elle ait été au contact des organismes que cette cavité contient, pour acquérir la propriété de saccharifier la fécule. Or, je l'ai déjà dit, une zymase est le produit de la sécrétion d'un être organisé, et dans les tissus le produit de la sécrétion des microzymas.

Si donc le liquide sécrété par la glande, directement recueilli, n'a pas d'action ou peu d'action sur l'empois de fécule, il faut que la glande elle-même, c'est-à-dire les microzymas qu'elle contient, aient une action identique à celle de la salive parotidienne. J'ai fait l'expérience sur les glandes salivaires de deux chiens, et je n'ai jamais obtenu de réduction ; à peine une très-légère à l'aide de l'acide acétique ; dans tous les cas, le liquide ne contenait pas de glucose, puisqu'il ne fermentait pas par la levûre de bière. L'action, comme je viens de le dire, était très-limitée, quoique le liquide fût acide, puisque dans les expériences il se dépose une grande quantité de granules de Jacquelain, tandis que dans les deux cas précédents (foie et pancréas) la transformation allait jusqu'au glucose, et qu'il ne s'est jamais déposé de granules. La fermentation était cependant très-active ; elle présentait une franche odeur de putréfaction, et les glandes gonflées par les gaz nageaient à la surface de l'empois fluidifié. Il s'était produit de l'alcool, des acides gras et de l'acide lactique.

J'ai laissé une de ces expériences abandonnée à elle-même, mais toujours créosotée, pendant une vingtaine de jours. La glande s'était dissociée, et j'ai isolé les bactéries et leptothrix développés en passant le liquide trouble à travers un linge. Les bactéries recueillies ont été lavées à l'eau créosotée pour étudier leur action sur l'empois et voir si la fonction restait la même. J'ai ainsi mis en présence de 100 gram. d'empois de fécule créosoté les bactéries provenant de la parotide et des autres glandes salivaires de l'expérience du 11 décembre 1874.

Tois heures après, la liquéfaction était complète.

Le lendemain, le liquide se colorait en bleu pur par l'iode, il ne réduisait pas le réactif, même à l'aide de l'acide acétique.

L'expérience a marché ainsi pendant huit jours, sans qu'il se formât une trace de glucose ; le liquide se colorait toujours en bleu par l'iode, et ne réduisait pas le réactif cupropotassique, même à l'aide de l'acide acétique. Pour m'assurer de l'état du mélange, je l'ai filtré et j'en ai pris le pouvoir rotatoire; il était égal à

$$[\alpha]j = + 207^o$$

Le pouvoir rotatoire de la fécule soluble étant de $+ 211^o$, on voit qu'il ne s'était formé que des traces de dextrine.

Pourtant le liquide était acide et il y avait eu fermentation.

La fonction de ces organismes n'est donc pas semblable à celle des microzymas du pancréas, qui, isolés et lavés comme ceux-ci, n'en saccharifient pas moins la fécule avec une étonnante rapidité, d'après les expériences de mon père que j'ai citées plus haut.

J'ai fait une expérience parallèle en employant les organismes microscopiques de la bouche. 20 centimètres cubes de salive ont été délayés dans l'eau distillée et créosotée, jetés sur un filtre et lavés à grande eau. La partie insoluble, qui laissait voir au microscope des microzymas libres, associés, des bactéries, des leptothrix, des organismes, en un mot, tout semblables à ceux qui ont été employés dans l'expérience précédente, a été mise en présence de 100 gram. d'empois créosoté. La quantité en était très-minime et ne représentait certainement pas le vingtième de la masse des bactéries provenant des glandes salivaires du chien.

Une demi-heure après, la liquéfaction était complète, et trois heures après, on constatait une légère réduction directe.

Le lendemain, la réduction était très-énergique et le liquide ne se colorait plus en bleu par l'iode, la saccharification était achevée. Deux jours après, le liquide était acide.

Ces deux expériences nous donnent l'explication de trois faits d'une haute importance :

1° Les microzymas ou les divers termes de leur évolution agissent comme les tissus qui les contiennent. C'est donc à eux que reviennent les transformations que l'on observe.

2° Les bactéries provenant des microzymas des tissus ont la même activité, la même fonction que les microzymas eux-mêmes. Elle ne varie pas, même après plusieurs jours de contact avec l'empois de fécule.

3° Des organismes peuvent être morphologiquement les mêmes et être cependant entièrement différents par leur activité et leur fonction.

Il est encore un fait particulier à noter pour ces glandes. Les microzymas possèdent la propriété générale de se transformer en bactéries, et cette propriété appartient aux microzymas de presque tous les tissus; nous savons qu'il faut en excepter le cerveau des adultes. Mais il est rare de voir dans les autres tissus se développer des bactéridies, et surtout des leptothrix. J'ai remarqué que ces organismes prenaient surtout naissance dans les expériences avec les glandes salivaires, et ces organismes n'ont jamais fait défaut dans ces cas. Ceci me permet de faire remarquer que tous les organismes semblables : *bacterium termo, bacterium capitatum*, bactéridies, leptothrix, etc., dont les auteurs font des genres différents, ne sont que des développements, des transformations des granulations moléculaires, des microzymas de M. A. Béchamp. On les voit en effet prendre naissance, et on peut assister à leur développement, dans les milieux qui ne contiennent que les granulations moléculaires; et si l'on veut faire des genres différents des divers termes de l'évolution du microzyma, il faut de la même façon faire des genres particuliers des divers états de développement de certains animaux, du *tænia* en particulier.

Les amygdales de chien se sont comportées sensiblement comme les glandes salivaires ; leur activité est faible au point de vue de la transformation de la fécule en glucose, puisqu'il n'a eu qu'une réduction très-légère à l'aide de l'acide acétique et qu'il s'est fait un dépôt de granules de Jacquelain. Il ne se forme pas de bactéridies et de leptothrix, comme avec les glandes salivaires.

Les microzymas du rein sont plus actifs que ceux des glandes salivaires et des amygdales. Sauf dans l'expérience faite avec le rein de la vache, il y a eu réduction directe et formation de glucose, puisque le mélange a fermenté avec la levûre de bière.

La rate agit sensiblement comme le rein, et ses microzymas ont une activité semblable; cependant il se forme moins de glucose, et le liquide mis en présence de la levûre de bière ne donne que des traces d'acide carbonique.

Les ganglions mésentériques ont une activité moindre que la rate et le rein, mais supérieure à celle des amygdales. Il y a eu toujours réduction à l'aide de l'acide acétique, et dans un cas légère réduction directe; mais cependant l'action avait été assez faible pour qu'il pût se séparer des granules de Jacquelain par le refroidissement.

Les glandes sont retrouvées presque entières, mais très-ramollies: elles se laissent facilement déchirer. Je me suis assuré qu'elles ne changent pas sensiblement de poids.

§ II. — Étude de l'action des diverses glandes sur le sucre de canne.

Ces expériences sont parallèles à celles que je viens de décrire. J'ai employé les mêmes glandes, provenant des mêmes animaux.

Vache très-saine, pleine.

Expériences commencées le 22 décembre, à 2 heures de l'après-midi.

Foie. 10 gram. de foie, pris dans l'intérieur de l'organe, sont mis dans 100 gram. de la dissolution sucrée.

23 et 24. Rien comme réduction.

25. Le liquide est acide. Au microscope, rares bactéries, microzymas associés et libres.

27. Pas de réduction du réactif, même à l'aide de l'acide acétique.

Pancréas. 10 gram. de cette glande sont mis en présence de 100 gram. de la dissolution de sucre de canne.

23 et 24. Pas de réduction.

26 et 27. Réduction à l'aide de l'acide acétique. Au microscope, rares bactéries très-petites, surtout les microzymas associés et libres: liqueur acide.

Thymus. Il n'existe plus que quelques lobules de cette glande. Ils sont isolés avec soin et mis avec 50 gram. de la solution sucrée.

23 et 24. Pas de réduction, même avec l'acide acétique.

25. Pas de réduction : la liqueur est acide; on ne découvre pas de bactéries, mais il existe des microzymas associés.

26 et 27. Même état du mélange.

Rein. On a employé 10 gram. du rein et 100 gram. de la solution sucrée et créosotée.

Jusqu'au 26, rien comme réduction.

27. Pas de réduction, même à l'aide de l'acide acétique. Le mélange est acide. Au microscope, rares bactéries grêles, microzymas associés.

Rate. 10 gram. de rate sont mis en présence de 100 gram. de la dissolution sucrée.

On a examiné jour par jour le mélange. Même le 28, il n'y avait pas de réduction du réactif à l'aide de l'acide acétique : le liquide était acide. Au microscope, rares petites bactéries, microzymas associés en foule, microzymas libres.

Ganglions mésentériques. 10 gram. sont mis en présence de 100 gram. de solution sucrée.

Il n'y a pas eu de réduction, même le 28.

La liqueur était acide. Au microscope, très-rares petites bactéries, surtout des microzymas libres.

Chien de chasse vieux.

Expériences commencées le 11 décembre, à 4 heures du soir.

Foie. 10 gram. de cet organe, pris au centre, sont mis en présence de 100 gram. de la dissolution sucrée.

On n'a jamais constaté de réduction du réactif cupropotassique, même le 15 du mois de décembre. Le 13, il y avait déjà dégagement gazeux. Au microscope, myriades de bactéries de toutes dimensions, libres, articulées, mobiles et immobiles; microzymas associés : le liquide était acide.

Pancréas. 10 gram. sont mis dans 100 gram. de la dissolution sucrée.

13. La liqueur est acide, mais pas de réduction.

15. Seulement réduction du réactif, à l'aide de l'acide acétique. Au microscope, microzymas associés en foule, très-rares petites bactéries.

Parotide. La glande entière est mise dans 100 gram. de solution de sucre de canne.

On n'a jamais observé de réduction du réactif, même à l'aide de l'acide acétique. Le liquide était acide. Au microscope, rares bactéries longues et grêles, *bacterium termo*, petites bactéries, microzymas associés.

Les glandes *sublinguales* et *sous-maxillaires* ont donné exactement les mêmes résultats que la glande parotide.

Rein. 10 gram. de cet organe sont introduits dans 100 gram. de la dissolution sucrée.

13. Liquide acide. Réduction du réactif à l'aide de l'acide acétique.

14. Réduction directe du réactif. Au microscope, bactéries rares, quelques chaînettes de *bacterium termo*, microzymas associés.

Rate. 10 gram. de rate sont ajoutés à 100 gram. de la dissolution sucrée.

Le mélange n'a pas réduit le réactif, même à l'aide de l'acide acétique, six jours après. Le liquide est très-peu acide. On ne voit au microscope que des microzymas associés et des *bacterium termo*.

Ganglions mésentériques. 5 gram. des ganglions sont mis en présence de 50 gram. de la dissolution de sucre de canne.

15. Il n'y a pas de réduction, même à l'aide de l'acide acétique. Le liquide est très-peu acide. Au microscope, *bacterium termo* et microzymas associés.

Chien ratier adulte.

Expériences commencées le 23 décembre, à 4 heures du soir.

Foie. On emploie 10 gram. de foie pris dans l'intérieur de l'organe, et 100 gram. de la solution sucrée.

25. Réduction directe. La fermentation est devenue *visqueuse* : le liquide est acide. Au microscope, rares microzymas associés ; dans l'intérieur du fragment de foie, on note des microzymas libres et associés, le *bacterium termo* et de très-rares petites bactéries. Pas d'autres ferments.

Pancréas. On ajoute 10 gram. de pancréas à 100 gram. de la dissolution de sucre de canne.

26. Il n'y a pas de réduction, même à l'aide de l'acide acétique : le liquide est acide. Au microscope, bactéries, chapelets de *bacterium termo* et de microzymas.

28. Légère réduction à l'aide de l'acide acétique.

Parotide. La glande entière est ajoutée à 100 gram. de dissolution sucrée.

25. Fermentation visqueuse. Réduction directe du réactif : le li-

quide est acide. Au microscope, bactéries très-petites, microzymas libres et associés, pas d'autres ferments.

Amygdales. La glande entière est mise en contact de 100 gram. de dissolution sucrée.

Il n'y a jamais eu réduction, même à l'aide de l'acide acétique : le liquide est acide. Au microscope, bactéries assez rares et microzymas associés.

Rein. 10 gram. sont ajoutés à 100 gram. de la dissolution de sucre de canne.

25. Fermentation *visqueuse* ; réduction directe du réactif. Au microscope, microzymas associés et libres, très-rares petites bactéries. Il n'y a pas d'autres ferments.

Rate. 10 gram. sont ajoutés à 100 gram. de la dissolution sucrée.

26. Pas de réduction : le liquide est acide. Au microscope, on constate : bactéries très-petites, microzymas rares, chapelets de microzymas associés à deux, et microzymas libres.

28. Très-légère réduction à l'aide de l'acide acétique.

Ganglions mésentériques. La moitié des ganglions est ajoutée à 100 gram. de la solution sucrée.

Ce n'est que le 28 que l'on constate une très-légère réduction à l'aide de l'acide acétique : le liquide est acide. Au microscope, très-petites bactéries très-rares, microzymas associés en foule.

REMARQUES.

Voici le résumé des faits observés.

Le foie ne transforme pas le sucre de canne en glucose. Il n'y a eu de réduction du réactif qu'avec le foie du chien ratier adulte, mais la fermentation est devenue visqueuse ; les microzymas de cet animal ont en effet cette propriété particulière, comme nous l'avons déjà vu pour le muscle.

Le pancréas a une action, puisque dans tous les cas le réactif a été réduit à l'aide de l'acide acétique ; mais la quantité de glucose formé doit être très-faible, puisque la réduction n'a lieu qu'en employant le moyen particulier dont j'ai parlé en commençant.

Les parotides et les glandes sublinguales n'ont saccharifié le sucre de canne que dans un cas, mais dans l'autre il y a eu réduction, parce qu'il y a eu fermentation visqueuse : c'est pour les parotides et pour les glandes sublinguales du chien ratier adulte que ce fait particulier s'est présenté.

Le thymus n'a donné aucune réduction, même à l'aide de l'acide acétique.

Le rein agit peut-être plus énergiquement que les autres tissus dont nous venons de parler. Il y a eu en effet toujours réduction directe dans le cas du chien vieux, à l'aide de l'acide acétique pour la vache; dans le cas du chien ratier, il s'est encore produit la fermentation visqueuse, et par conséquent il y a eu forcément réduction.

Le tissu de la rate est absolument inactif. Il n'y a eu de réduction très-légère à l'aide de l'acide acétique qu'avec la rate du chien ratier.

Les ganglions mésentériques se comportent exactement comme la rate.

Dans ces expériences, comme dans les précédentes, où l'on a employé le sucre de canne. on remarque que les bactéries sont moins nombreuses et que les formes les plus grandes sont en général très-rares.

Les tissus se conservent en général beaucoup mieux que dans l'empois de fécule et les glandes conservent leur solidité; elles restent entières, et on les retrouve sensiblement avec le même poids après qu'avant l'expérience.

Ces résultats, quant au développement des bactéries, sont dans le même sens que ceux du § II du Chapitre Ier.

DEUXIÈME PARTIE

Expériences faites avec les tissus de fœtus (Veaux).

—

CHAPITRE PREMIER

Expériences faites avec les tissus non glandulaires.

Les tissus que j'ai employés sont : le muscle, le poumon et le cerveau. Ils ont été enlevés au fœtus immédiatement après la mort de la mère, et introduits dans de l'empois de fécule bouilli et créosoté.

§ I. — ACTION DE CES TISSUS SUR L'EMPOIS DE FÉCULE.

Veau. Fœtus de 5 mois environ.

Expériences commencées le 26 novembre, à 4 heures du soir.

Muscle. 10 gram. sont ajoutés à 100 gram. d'empois créosoté.

27 matin. Pas de liquéfaction.

28. A peine un peu de liquéfaction.

29. Liquéfaction très-peu avancée. Le mélange se colore en bleu pur par l'iode.

30. Même état. Bleu pur par l'iode. Absolument pas de réduction. Liquide très-peu acide. Au microscope, très-rares petites bactéries, microzymas libres, d'autres associés à deux ou quatre.

Par le refroidissement, il se dépose une grande quantité de granules de Jacquelain.

Poumon. 10 gram. de poumon sont mis en présence de 100 gram. d'empois créosoté.

27 matin. Pas de liquéfaction.

28. Liquéfaction complète. Le liquide est acide, il se colore en violet par l'iode. Réduction du réactif à l'aide de l'acide acétique.

30. Réduction à l'aide de l'acide acétique ; violet franc par l'iode ;

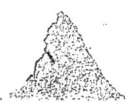

au microscope, rares bactéries courtes et grosses, microzymas associés.

Il ne se dépose pas de granules de Jacquelain par le refroidissement.

Cerveau. 10 gram. du cerveau lavés à l'eau créosotée sont ajoutés à 100 gram. d'empois.

27. Pas de liquéfaction.

28. Liquéfaction très-avancée.

29. Liquéfaction complète. Bleuit franchement par l'iode; liquide peu acide. Absolument pas de réduction. Au microscope, microzymas libres et associés, très-petits et très-pâles, pas de bactéries.

30. Même état. Énorme quantité de granules de Jacquelain.

Cette expérience a été répétée une seconde fois, avec le cerveau d'un fœtus de même âge. Le cerveau, réduit en pulpe, a été délayé dans l'eau et lavé à outrance avec de l'eau créosotée.

La pulpe de cerveau lavée, mise en contact de l'empois, a donné exactement les mêmes résultats.

Les premières eaux de lavage ont été ajoutées à de l'empois de fécule, et le lendemain la liquéfaction était complète. Le liquide est resté absolument neutre.

Le fait intéressant qui ressort de cette expérience est que le cerveau des très-jeunes fœtus contient une zymase qui n'existe pas dans le cerveau des adultes. Il s'est fait un dépôt de granules; pas de bactéries.

Les expériences ont encore été plus nettes avec le cerveau d'un fœtus de veau de 1 mois.

Une partie a été mise en présence de l'empois de fécule à 11 heures du matin, et le soir à 8 heures la liquéfaction était complète. L'activité va donc en augmentant en raison inverse de l'âge. Deux jours après, le liquide était très-acide, donnait une réduction très-nette à l'aide de l'acide acétique. Mais ici il y a une particularité très-digne d'attention : au microscope, on voit des microzymas libres et associés à plusieurs grains, de véritables chapelets, enfin des *bactéries libres* et *articulées*, ce qui n'arrive jamais avec des cerveaux d'adultes. Il s'est déposé des granules de Jacquelain.

Une autre partie du même cerveau a été lavée à l'eau créosotée, et les premières portions de l'eau de lavage mises en contact de l'empois de fécule. La liquéfaction était opérée le lendemain; le liquide était absolument neutre; pas de bactéries.

Veau. Fœtus âgé d'environ 4 mois.

Les divers tissus ont été réduits en pulpe et lavés à l'eau créosotée, jusqu'à ce que plus rien ne soit précipité par l'alcool à 90° centésimaux, pour enlever tous les matériaux solubles.

Expériences commencées le 5 décembre, à 2 heures de l'après-midi.

Muscle. 10 gram. de la pulpe lavée et égouttée sont mis avec 100 gram. d'empois de fécule créosoté.

Il n'y a eu à peine un commencement de liquéfaction que le 8. Il n'y a jamais eu de réduction du réactif, même à l'aide de l'acide acétique. Au microscope, très-rares petites bactéries, microzymas associés.

On dose les acides produits par une dissolution titrée de potasse caustique. Acides volatils : $0^{gr},012$.

Il se dépose beaucoup de granules de Jacquelain.

Poumon. On ajoute 10 gram. de la pulpe lavée à 100 gram. d'empois de fécule.

6. Pas de fluidification.

7. Fluidification très-avancée; absolument pas de réduction ; bleu pur par l'iode. Au microscope, bactéries mobiles rares, grosses bactéries rares, des microzymas associés.

Liquide acide. Acides volatils : $0^{gr},012$.

Il se dépose peu de granules de Jacquelain.

Cerveau. 10 gram. du cerveau lavé à l'eau créosotée sont ajoutés à 100 gram. d'empois.

6 et 7. Pas de fluidification.

8. Commencement de fluidification.

9. Dépôt de granules de Jacquelain. Liquide peu acide, bleuit par l'iode ; absolument pas de réduction. Au microscope, microzymas libres et associés ; pas de bactéries.

Dans ces expériences, je n'ai employé que les parties insolubles des tissus, puisqu'ils ont été lavés à l'eau créosotée, jusqu'à ce que celle-ci n'enlevât plus rien. Les premières eaux de lavage ont été mises en contact de l'empois de fécule créosoté pour étudier l'action des zymases ; il n'y a eu liquéfaction dans aucun cas , tout au plus le liquide obtenu par le lavage du poumon a-t-il donné un très-léger commencement de fluidification ; il n'y a donc pas de zymase capable d'agir sur l'empois de fécule dans les tissus d'un fœtus de veau de 4 mois.

Veau. Fœtus de 5 mois environ.

Muscle. 10 gram. de muscle sont ajoutés à 100 gram. d'empois de fécule créosoté.

28 matin seulement. Fluidification ; le liquide est coloré en bleu franc par l'iode : il est acide. Au microscope, rares bactéries très-grêles, microzymas libres et associés ; absolument pas de réduction.

30. Même état. Il se dépose des granules de Jacquelain.

Poumon. On ajoute 10 gram. de cet organe à 100 gram. d'empois créosoté.

Il n'y a fluidification que le 28, à 8 h. du soir.

29. Absolument pas de réduction : liquide acide ; se colore en bleu par l'iode. Au microscope, bactéries petites et rares, microzymas associés surtout.

30. *Idem.* Dépôt peu abondant de granules de Jacquelain parfaitement solubles à chaud.

Veau. Fœtus de 8 mois environ.

Muscle. 10 gram. sont ajoutés à 100 gram. d'empois.

21. A 8 h. du soir, liquéfaction.

23. Le liquide est acide, se colore en bleu violacé par l'iode. Absolument pas de réduction. Il se dépose de grandes quantités de granules de Jacquelain. Au microscope, bactéries assez rares et microzymas associés.

Poumon. 10 gram. sont mis en présence de 100 gram. d'empois de fécule créosoté.

21. A 3 h. de l'après-midi, liquéfaction presque complète.

23. Absolument pas de réduction ; le liquide bleuit par l'addition de l'iode : il est acide. Au microscope, bactéries de toutes grandeurs, articulées, libres ; microzymas associés.

Il ne se dépose pas de granules.

REMARQUES.

Les expériences de ce paragraphe acquièrent une haute signification, si on les compare avec celles qui leur sont parallèles dans le § I du Chapitre Ier.

Muscle. L'activité du muscle de fœtus est moindre que celle du muscle d'adulte. L'évolution en bactéries est à la fois plus lente et moins complète, comme si les microzymas plus jeunes de ce tissu se rapprochaient davantage des microzymas de l'œuf. De plus, on pouvait conclure de la moindre activité des microzymas que ce tissu contiendrait moins de zymase ou n'en contiendrait pas ; en effet, les parties solubles d'un fœtus de veau de 4 mois n'ont pas même fluidifié l'empois de fécule.

Poumon. Cet organe s'est montré plus actif que le muscle correspondant. Les eaux de lavage contiennent une zymase peu énergique, qui a difficilement liquéfié l'empois. L'activité du poumon de fœtus est moindre que celle du poumon d'adulte.

Mêmes remarques au sujet des bactéries.

Cerveau. C'est cet organe qui a présenté le plus d'écart : tandis que le cerveau d'adulte n'opère pas la fluidification de l'empois, les cerveaux de fœtus de 3 et de 4 mois l'opèrent, mais sans saccharification ; l'évolution en bactéries n'a pas lieu. Ce cerveau devait donc contenir une zymase, et en effet les eaux de lavage du cerveau d'un fœtus de 3 mois ont liquéfié complétement l'empois de fécule, et nous notons que le liquide est absolument neutre et sans bactéries. Cette remarque acquiert encore plus de valeur par l'expérience relative au fœtus de 1 mois. Ici, non-seulement la fluidification a eu lieu rapidement, et la transformation de la fécule a été jusqu'à la réduction du réactif cupropotassique. Les eaux de lavage du même cerveau devaient contenir une zymase : elles ont en effet fluidifié l'empois sans que des bactéries apparussent, le liquide restant parfaitement neutre. Dans l'expérience où intervient le cerveau non lavé, chose très-digne d'attention, un grand nombre de microzymas associés et des bactéries libres et articulées se développent, sur quoi il conviendrait d'insister davantage. En effet, nous avons constamment noté dans toutes les expériences faites avec le cerveau, l'inaptitude particulière de ses microzymas à évoluer en bactéries. Dans les fœtus eux-mêmes d'un âge plus avancé, cette inaptitude s'est révélée. Si ce fait, que nous n'avons observé qu'une fois sans pouvoir le vérifier, est constant, ce serait une preuve bien forte en faveur de l'hypothèse

qui devient certitude dans d'autres expériences, que les microzymas du même tissu changent de fonction d'âge en âge.

Une dernière remarque qui n'a pas été signalée dans le détail
des expériences, c'est que le poumon et le muscle se désagrégent
moins dans l'empois que les tissus correspondants d'adulte. Les
fragments des tissus se retrouvent presque avec leur consistance
première. Ce fait se comprend, puisque l'évolution des microzymas en bactéries se fait moins aisément, car on ne trouve dans la
masse des tissus que très-rarement des bactéries.

§ II. — Étude de l'action des divers tissus sur le sucre de
canne.

J'ai employé dans ces expériences les tissus suivants : muscle,
poumon, cerveau. Toutes ces expériences ont été faites dans les
mêmes conditions que les autres, et en prenant les mêmes précautions.

Veau. Fœtus de 5 mois environ.

Expériences commencées le 26 novembre 1874, à 4 heures du soir.

Muscle. 10 gram. sont ajoutés à 100 gram. de la dissolution sucrée.
On ne constate rien jusqu'au 30 du même mois.

30. Réduction du réactif à l'aide de l'acide acétique : le liquide est
acide. Au microscope, très-rares petites bactéries, *bacterium termo*,
surtout des microzymas associés.

Poumon. On met à réagir 10 gram. de poumon et 100 gram. de
dissolution de sucre de canne.

30. Ce jour seulement on constate la réduction du réactif à l'aide de
l'acide acétique : le liquide est acide. Au microscope, pas de bactéries,
microzymas associés.

Cerveau. 10 gram. de pulpe de cerveau lavée à l'eau créosotée sont
ajoutés à 100 gram. de dissolution sucrée.

29. On constate une réduction très-nette du réactif à l'aide de
l'acide acétique : liquide à peine acide. Au microscope, microzymas
libres et associés ; pas de bactéries.

Veau. Fœtus de 4 mois environ.

Expériences commencées le 5 décembre, à 2 heures de l'après-midi.

Ces expériences ont été faites en employant les divers tissus réduits en pulpe et lavés à l'eau créosotée, jusqu'à ce que le liquide filtré ne précipite plus par l'alcool à 90° centésimaux.

Muscle. 10 gram. de pulpe lavée sont mis en présence de 100 gram. de dissolution sucrée.

8 décembre. On constate la réduction à l'aide de l'acide acétique : le liquide est acide. Examen microscopique : microzymas associés, pas de bactéries.

Poumon. On ajoute à 100 gram. de dissolution de sucre de canne 10 gram. de poumon lavé.

8. Le réactif est réduit légèrement à l'aide de l'acide acétique : liquide acide. Au microscope, microzymas associés rares, libres surtout; pas de bactéries.

Cerveau. 10 gram. de cerveau délayés dans l'eau et lavés sont ajoutés à 100 gram. de dissolution sucrée.

8. On constate une réduction très-nette du réactif à l'aide de l'acide acétique : liquide très-peu acide. Au microscope, microzymas libres et associés; pas de bactéries.

Veau. Fœtus de 5 mois environ.

Expériences commencées le 26 novembre, à 4 heures du soir.

Muscle. On ajoute 10 gram. de muscle à 100 gram. de la dissolution sucrée.

Même le 30, on ne constate absolument pas de réduction : liquide acide. Au microscope, microzymas associés; pas de bactéries.

Poumon. On ajoute 10 gram. de poumon à 100 gram. de la solution sucrée.

30. Réduction légère à l'aide de l'acide acétique : liquide acide. Au microscope, rares bactéries en chaîne, surtout des microzymas associés.

Veau. Fœtus de 8 mois environ.

Expériences commencées le 20 novembre 1874, à 2 heures de l'après-midi.

Muscle. 10 gram. sont ajoutés à 100 gram. de la dissolution sucrée.

24. Il n'y a pas de réduction, même à l'aide de l'acide acétique : liquide acide. Examen microscopique : microzymas libres, rares associés; pas de bactéries; la striation du muscle est très-nette.

Poumon. 10 gram. sont mis en présence de 100 gram. de la dissolution de sucre de canne.

Rien jusqu'au 23.

24. Réduction du réactif cupropotassique : liquide acide. On constate quelques bactéries, surtout des microzymas associés.

REMARQUES.

Nous trouvons ici, comme dans le paragraphe précédent, des différences dignes d'être notées. Le muscle des fœtus les plus jeunes, ceux de 3 et 4 mois, saccharifient faiblement le sucre de canne; celui du fœtus de 5 mois, au contraire, n'a aucune action. En cela, les microzymas des fœtus les plus âgés, qui n'agissent pas sur le sucre de canne, comme nous l'avons vu, commencent à se rapprocher des microzymas du muscle des adultes. Comme plus haut, le muscle se conserve intact dans le sucre de canne pendant plusieurs jours, puisque pour le fœtus de 8 mois la striation était encore très-nette quatre jours après.

Le poumon agit mieux sur le sucre de canne que le muscle, puisque dans tous les cas il y a eu réduction du réactif bleu à l'aide de l'acide acétique. Par rapport au sucre de canne, les microzymas du poumon des fœtus sont semblables à ceux des adultes.

Il y a une différence très-grande, au contraire, entre le cerveau des fœtus et celui des adultes. Jamais les microzymas du cerveau des adultes n'ont agi sur le sucre de canne; ceux du cerveau de fœtus agissent peu à la vérité, mais cependant le réactif bleu laisse apparaître la réduction à l'aide de l'acide acétique. L'activité est pourtant très-faible, car pour le muscle et le poumon les liquides devenaient franchement acides; pour le cerveau, au contraire, l'acidité était à peine sensible.

Les bactéries se développent difficilement dans les dissolutions de sucre de canne, cependant elles ne manquent pas avec les tissus des adultes, sauf avec le cerveau. Les tissus des fœtus n'en donnent pas avec le sucre de canne; dans la plupart des cas où elles apparaissent, elles sont excessivement rares et très-petites; le cerveau n'en donne jamais.

Ici, comme dans tous les autres cas, on remarque que les tissus se conservent longtemps dans le sucre de canne. Les fragments restent entiers et conservent aussi leur consistance.

CHAPITRE II

Expériences faites avec les différentes glandes du fœtus.

—

§ I. — Étude de l'action de ces glandes sur l'empois de fécule.

J'ai employé dans ces expériences les glandes suivantes : foie, pancréas, parotide, thymus, rein , rate, ganglions mésentériques.

Veau. Fœtus de 5 mois environ.

Expériences commencées le 26 novembre 1874, à 4 heures du soir.

Foie. 10 gram. de foie pris dans l'intérieur sont ajoutés à 100 gram. d'empois créosoté.

L'expérience a été suivie jusqu'au 30 novembre au soir.

30 soir. Liquéfaction *très-incomplète* : le liquide est acide ; il se colore en bleu franc par l'iode. Il n'y a pas de réduction, même à l'aide de l'acide acétique. Au microscope, bactéries en foule, longues et petites ; bactéries articulées, chaînettes de microzymas, microzymas associés à deux, etc. Dépôt de granules de Jacquelain.

Pancréas. La moitié du pancréas est mise en présence de 100 gram. d'empois créosoté.

J'ai examiné cette expérience tous les jours.

Le 30 seulement, il y a eu un *commencement* de liquéfaction : le liquide est acide ; il se colore en *bleu franc* par l'iode. *Absolument pas de réduction*, même à l'aide de l'acide acétique. Au microscope, bactéries très-longues, bactéries articulées, microzymas associés.

Cette expérience a été conservée, à cause de son importance, jusqu'au 4 décembre ; à cette époque même, la liquéfaction était très-peu avancée. Il s'était déposé une très-grande quantité de granules de Jacquelain.

Parotide. Une glande entière est ajoutée à 100 gram. d'empois créosoté.

28. La liquéfaction était incomplète.

30. Le liquide est acide; il se colore en bleu franc par l'iode. Pas de réduction à l'aide de l'acide acétique. Examen microscopique : bactéries libres et articulées, microzymas associés. Il s'est déposé peu de granules de Jacquelain.

Thymus. On ajoute 10 gram. de cette glande à 100 gram. d'empois créosoté.

30 Il n'y avait *pas encore de liquéfaction.* Le mélange est acide, bleu franc par l'iode; absolument pas de réduction. A l'examen microscopique : bactéries longues et grêles, bactéries ordinaires et en chaînettes, microzymas associés.

Rein. 10 gram. de rein sont ajoutés à 100 gram. d'empois.

La liquéfaction est toujours restée incomplète.

30. Pas de réduction du réactif, même à l'aide de l'acide acétique: liquide acide, bleu franc par l'iode. Au microscope , bactéries longues, rares, surtout des microzymas associés et libres. Dépôt de granules de Jacquelain.

Rate. On ajoute 10 gram. de cet organe à 100 gram. d'empois créosoté.

La liquéfaction a toujours été très-incomplète.

30. La réduction n'a pas lieu, même à l'aide de l'acide acétique ; le liquide se colore en bleu pur par l'iode : il est acide. Examen microscopique : bactéries petites, articulées, libres ; microzymas associés. Il se fait un dépôt de granules de Jacquelain.

Ganglions mésentériques. Deux petits ganglions sont introduits dans un tube contenant 10 gram. environ d'empois créosoté.

Il n'y a jamais eu liquéfaction : le liquide est acide, bleuit franchement par l'iode ; absolument pas de réduction. Au microscope, rares petites bactéries, microzymas associés.

Veau. Fœtus de 4 mois environ.

Expériences commencées le 5 décembre, à 2 heures du soir.

Toutes ces expériences n'ont été faites qu'avec les tissus des glandes réduites en pulpe et lavées à l'eau créosotée, jusqu'à ce que plus rien ne soit précipité par l'alcool à 90° centésimaux, de manière à ne faire agir que les parties insolubles des tissus.

Foie. 10 gram. de pulpe de foie lavés sont introduits dans 100 gram. d'empois créosoté.

8. A peine liquéfaction. Bleu franc par l'iode. *Absolument* pas de réduction du réactif bleu : le liquide est acide. Examen microscopique : bactéries très-longues, articulées, libres et mobiles ; microzymas libres et associés.

On dose la quantité d'acides produits par une liqueur litrée de potasse caustique. Acides volatils : 0^{gr},042.

Pancréas. La moitié de la glande est ajoutée à 100 gram. d'empois créosoté.

7. Liquéfaction complète. *Absolument* pas de réduction : le liquide se colore en bleu par l'iode. Au microscope, bactéries très-mobiles par flexion, microzymas associés.

8. Même état. Acides volatils : 0^{gr},018.

Parotide. Une des glandes est mise en présence de 100 gram. d'empois créosoté.

8. A peine fluidification. *Pas de* réduction, même à l'aide de l'acide acétique. Bleu pur par l'iode ; à l'examen microscopique, rares petites bactéries mobiles, chaînettes de microzymas, microzymas associés.

L'acidité est à peine sensible au tournesol.

Thymus. On ajoute 10 gram. de cette glande à 100 gram. d'empois.

8. A peine liquéfaction. Bleu pur par l'iode ; il s'est déposé des granules de Jacquelain. Liquide acide ; pas de réduction, même à l'aide de l'acide acétique. Au microscope, grosses bactéries rares, petites bactéries plus nombreuses, microzymas associés. Acides volatils : 0^{gr},032.

Rein. 10 gram. ajoutés à 100 gram. d'empois créosoté.

8. Liquéfaction à peine sensible ; absolument pas de réduction. Liquide très-peu acide ; se colore en bleu pur par l'iode. Au microscope, rares grosses bactéries articulées, petites bactéries, *bacterium capitatum*, microzymas associés. Acides volatils : 0^{gr},012.

Rate. 10 gram. de pulpe sont mis avec 100 gram. d'empois de fécule.

8. La fluidification est un peu plus avancée que dans les autres cas ; bleu pur par l'iode. Absolument pas de réduction : liquide acide. Au microscope, peu de bactéries, surtout des microzymas associés. Acides volatils : 0^{gr},036.

Ganglions mésentériques. Deux petits ganglions sont mis en contact de 10 gram. environ d'empois.

8. Il n'y avait pas de liquéfaction. Liquide légèrement acide, bleu pur par l'iode ; pas de réduction. Au microscope, rares petites bactéries, surtout des microzymas associés.

J'ai recueilli les premières portions de liquide provenant du lavage de ces différentes glandes, que j'ai mises en contact d'empois de fécule pour étudier l'action des zymases de ces glandes. L'action a été nulle ; il n'y a eu un commencement très-faible de fluidification que pour le pancréas et les parotides ; mais dans aucun cas il ne s'est formé de glucose, il s'est même précipité des granules de Jacquelain. Au microscope, rien d'organisé.

Veau. Fœtus de 5 mois environ.

Expériences commencées le 26 novembre, à 4 heures du soir.

Foie. On ajoute 10 gram. de foie à 100 gram. d'empois créosoté.

18 matin. La liquéfaction est complète ; le liquide est acide, il se colore en bleu violacé par l'iode. Réduction du réactif à l'aide de l'acide acétique. Au microscope, bactéries libres et articulées, *bacterium termo*, chaînettes de microzymas, dépôt de granules de Jacquelain.

30. Même état du mélange.

Pancréas. La moitié de la glande est ajoutée à 100 gram. d'empois.

27. Commencement de liquéfaction.

28. Liquéfaction complète ; liquide acide, il se colore en bleu très-violacé par l'iode. Réduction du réactif bleu à l'aide de l'acide acétique. Au microscope, foule de bactéries petites et grosses, chaînettes de cinq et six grains, microzymas associés à deux et libres. Il se dépose très-peu de granules de Jacquelain.

30. Même état de mélange.

Parotide. Une des glandes est mise en présence de 100 gram. d'empois créosoté.

28. La liquéfaction est complète le soir, bleuit par l'iode. Absolument pas de réduction : liquide acide. Au microscope, bactéries de toute grandeur, libres et articulées ; leptothrix longs et grêles, longues chaînettes de microzymas, microzymas associés. Dépôt de granules de Jacquelain.

30. *Idem.*

Thymus. On ajoute à 100 gram. d'empois créosoté 10 gram. de cette glande.

28. Liquéfaction incomplète.

29. Liquéfaction complète, bleuit par l'iode : liquide acide ; absolument pas de réduction. Au microscope, bactéries très-petites et grêles, chaînettes de microzymas. Il se dépose peu de granules de Jacquelain.

Rate. 10 gram. sont ajoutés à 100 gram. d'empois créosoté.

29 seulement. Liquéfaction ; bleuit peu par l'iode : liquide acide.
Pas de réduction, même à l'aide de l'acide acétique. Au microscope,
bactéries de toutes grandeurs, libres et articulées ; microzymas libres
et associés, chaînettes. Dépôt de granules de Jacquelain en petite
quantité.

· *Ganglions mésentériques.* On introduit trois petits ganglions dans
une vingtaine de grammes d'empois.

29 seulement. Liquéfaction ; bleu franc par l'iode : liquide acide.
Pas de réduction, même à l'aide de l'acide acétique. Au microscope,
bactéries de toutes grandeurs, bactéries en chaînes, chaînettes très-
longues de microzymas. Dépôt de granules de Jacquelain.

Veau. Fœtus de 8 mois environ.

Expériences commencées le 20 novembre 1874, à 2 heures de l'après-midi.

Foie. 10 gram. de foie pris dans l'intérieur sont ajoutés à 100
gram. d'empois.

22. Liquéfaction presque complète, dégagement gazeux. Le liquide
est acide, il réduit le réactif à l'aide de l'acide acétique. A l'examen
microscopique, on trouve : bactéries en foule de toutes grandeurs, articulées, libres, en chaînes ; microzymas associés. Dépôt de granules
de Jacquelain.

24. *Idem.* Le liquide se colore en violet par l'iode. Cependant, malgré
la réduction, le liquide ne fermente pas avec la levûre de bière ; pas
de glucose.

Pancréas. La moitié de la glande est mise avec 100 gram. d'empois.

21. La liquéfaction est complète. Réduction directe.

23. Le liquide est acide. Réduction très-énergique ; ne se colore
plus en bleu par l'iode. Au microscope : leptothrix très-longs, rares ;
bactéries rares, microzymas associés. Il ne se dépose pas de granules
de Jacquelain.

Le liquide décanté fermente avec la levûre de bière.

Parotide. Une des glandes est mise avec 100 gram. d'empois.

22. Liquéfaction incomplète.

23. Liquéfaction complète : liquide acide ; bleuit par l'addition de
l'iode. Absolument pas de réduction. Au microscope, bactéries, *bacterium termo*, microzymas associés.

24. Il s'est déposé des granules de Jacquelain. Le liquide décanté ne
fermente pas avec la levûre de bière.

Thymus. On ajoute 10 gram. de thymus à 100 gram. d'empois.

23. La liquéfaction est incomplète. Le mélange est blanchâtre par

le dépôt de granules de Jacquelain ; le liquide se colore en bleu pur par l'iode : il est acide. Absolument pas de réduction. Au microscope, bactéries en foule, petites et grosses, articulées ; microzymas associés.

24. Le liquide est pris en masse par les granules de Jacquelain. Mis en présence de la levûre de bière, il ne fermente pas.

Rate. 10 gram. sont ajoutés à 100 gram. d'empois créosoté.

23. La liquéfaction est incomplète ; le liquide est acide et se colore en bleu pur par l'iode. Absolument pas de réduction. Au microscope, belles bactéries de toutes grandeurs, microzymas associés.

24. Il se dépose peu de granules de Jacquelain. Le liquide filtré ne fermente pas avec la levûre de bière.

Ganglions mésentériques. Trois petits ganglions sont ajoutés à 50 gram. d'empois créosoté.

23. La liquéfaction n'est pas complète ; le liquide acide bleuit par l'iode. Il n'y a pas de réduction, même à l'aide de l'acide acétique. Au microscope, belles bactéries de toutes grandeurs, microzymas associés.

24. Le liquide se prend en masse de granules de Jacquelain. Le liquide filtré ne fermente pas avec la levûre de bière.

REMARQUES.

Les expériences qui sont consignées dans ce chapitre sont très-propres à servir de confirmation à celles du chapitre précédent, non pas seulement à cause de l'analogie, mais aussi de la différence des résultats.

Les glandes des fœtus, de même que les autres tissus de ceux-ci, ont une activité bien moindre que chez les adultes, mais cette activité augmente avec l'âge du fœtus.

Foies de fœtus. Les foies de fœtus de 3 et 4 mois non-seulement n'opèrent pas la saccharification de la fécule, mais n'arrivent pas jusqu'à la fluidification complète de l'empois. Il y a cependant fermentation, puisque le mélange devient acide. Ainsi que cela devait être, ces foies ne contiennent pas de zymase.

A 5 mois, l'activité des microzymas est plus grande, car la liquéfaction de l'empois est plus complète, et il y a formation de dextrine ou de glucose.

A 8 mois, activité plus grande encore.

Dans tous ces cas pourtant, il y a eu réelle fermentation ; le liquide devenait toujours acide, on notait un dégagement gazeux, avec production d'alcool.

Les bactéries apparaissent invariablement dans toutes les expériences avec le foie.

En résumé, la fonction du foie, nulle d'abord, commence à se manifester vers l'âge de 5 mois et s'accentue ensuite de plus en plus, si bien que vers le moment de la naissance elle est semblable à celle du foie d'adulte. Cette remarque m'a fait penser à la fonction glucogénique du foie. M. Claude Bernard avait cherché à déterminer le moment où apparaissait cette fonction pendant la vie fœtale. L'illustre physiologiste a fait voir qu'à 2 mois le foie de fœtus ne contient pas une trace de glucose, tandis qu'à 5 mois les foies de fœtus de veaux et humains en contiennent. Il démontra ainsi que la fonction glucogénique de cet organe n'apparaît qu'à un certain moment de la vie fœtale [1].

Mais pourquoi cette fonction n'apparaît-elle qu'à un moment déterminé de la vie intra-utérine? M. Claude Bernard ne donne pas l'explication de ce fait, et ne pouvait la donner, puisqu'à cette époque on n'accordait aucune activité aux granulations moléculaires. Aujourd'hui, ces faits s'expliquent par la théorie du microzyma, et cette démonstration existe dans les expériences que j'interprète en ce moment.

Nous venons de voir en effet que les microzymas des fœtus de 2 mois et 3 mois ne saccharifient pas la fécule ; que ceux du foie de fœtus de 5 mois, au contraire, donnent une réduction. Il est clair, d'après ces expériences, que la fonction n'est pas la même dans les deux cas, et que la propriété particulière de saccharifier la fécule n'apparaît qu'à un moment donné. Il est très-remarquable que le sucre apparaisse dans le foie d'un fœtus de 5 mois, en même temps que les expériences faites *in vitro*

[1] *Leçons de physiologie expérimentale appliquée à la médecine*, tom. I. pag. 81 et 82.

nous montrent le foie d'un fœtus de même âge liquéfiant la fécule et arrivant même à la réduction du réactif cupropotassique, à l'aide de l'acide acétique. Cela devait être. Le sucre, en effet, ne se forme dans le foie que par la transformation d'une matière analogue à la fécule soluble. Cette transformation ne peut évidemment se faire que quand les microzymas ont acquis l'activité suffisante pour transformer la fécule elle-même en glucose; et, je le répète, l'expérience de M. Claude Bernard et celles que j'ai faites moi-même par les fermentations arrivent au même résultat.

Il y a une différence entre les faits observés par M. Claude Bernard et les miens. Le sucre se forme dans le foie, le glucose n'apparaît pas dans mes fermentations, quoiqu'il y ait réduction à l'aide de l'acide acétique. Cela peut s'expliquer par ce fait que les microzymas du foie, plongés dans l'empois de fécule, ne sont pas dans des conditions aussi favorables que dans l'organe lui-même, et que peut-être la matière du foie est plus facilement saccharifiable que la fécule. Quoi qu'il en soit, il n'en reste pas moins établi qu'à la même époque où apparaît le glucose dans le foie, les microzymas de cet organe ont acquis une activité bien plus grande, qui explique l'apparition de la fonction glucogénique à un moment de la vie intra-utérine.

Pancréas de fœtus. — Il en est du pancréas comme du foie. Ces deux glandes, dont le rôle est si considérable, marchent de pair dans le développement de leur fonction. La fonction du pancréas, au moment où elle apparaît, se constate même plus aisément.

Nous avons vu, dans le premier chapitre, avec quelle rapidité le tissu du pancréas et sa zymase fluidifient et saccharifient la fécule. Il en est tout autrement des pancréas de fœtus très-jeunes. A 3 mois, l'empois est à peine fluidifié; à 4 mois, la fluidification est complète, mais il n'y a pas réduction du réactif cupropotassique. A 5 mois, la fluidification non-seulement se produit, mais la saccharification est très-faible; à 8 mois, l'empois est rapidement fluidifié et saccharifié, mais cependant plus lentement que dans l'état adulte.

On suit ainsi pas à pas la naissance et le développement de la fonction. Dans les premiers temps de la vie fœtale jusqu'à l'âge de 4 mois, de nulle qu'elle était, la fonction arrive à la fluidification sans saccharification de l'empois. A partir de 4 mois, la fluidi-fication est suivie de la formation d'une petite quantité de dex-trine ou de glucose ; à 8 mois, la fonction est complétement établie ; la liquéfaction et la saccharification s'opèrent, quoique plus lentement que dans l'âge adulte.

Parotide de fœtus. — La fonction des éléments organisés de la parotide de fœtus est moins énergique que pour les adultes. Toutefois on saisit également un progrès correspondant à l'âge du fœtus. A 3 et 4 mois, la liquéfaction n'est jamais complète, il se forme toujours une grande quantité de granules de Jacquelain ; on dirait qu'aussitôt qu'une partie de l'empois est fluidifiée, les granules de Jacquelain se précipitent, car le mélange prend rapide-ment l'aspect laiteux des liquides qui les tiennent en suspension. Entre 5 et 8 mois, la transformation est plus profonde, la liqué-faction s'opère, et à 8 mois, l'action est la même que pour l'âge adulte.

Thymus, rein, rate, ganglions mésentériques de fœtus. — Leur activité, moindre que dans l'état adulte, ne va jamais jusqu'à la saccharification et s'arrête aux granules de Jacquelain.

Il est donc certain que les glandes de fœtus agissent moins sur l'empois de fécule que les mêmes glandes chez les adultes, mais que l'activité va en croissant avec l'âge de la glande.

Toutefois, il y a une différence d'activité pour les glandes d'un même fœtus, puisque certaines d'entre elles opèrent la fluidifica-tion, ainsi qu'on peut le voir dans l'exposition des expériences faites avec les glandes du fœtus de veau de 8 mois. Mais, outre cette différence, il y en a une autre dont l'importance n'est pas moindre : la fermentation n'est pas aussi énergique avec toutes, et j'ai pu déterminer cette activité en dosant la quantité d'acides volatils produits dans les diverses expériences faites avec les glandes de fœtus de veau de 4 mois. La quantité d'empois et de tissu étant semblables, voici celles des acides volatils produits, exprimés en acide acétique :

	Quantité
Foie	$0^{gr},042$
Rate	$0, 036$
Thymus	$0, 032$
Pancréas	$0, 018$
Rein	$0, 012$
Parotide	traces

Comme on le voit, ces différences sont considérables.

Dans toutes les expériences, des bactéries ont apparu ainsi que des chapelets de microzymas, et avec les parotides la forme la plus allongée des bactéries, le leptothrix. Il y a donc là une particularité qui distingue le microzyma des glandes de celui du muscle, du poumon et du cerveau, lesquels, comme nous l'avons vu, n'ont pas donné ou n'ont donné que de rares bactéries. Il convient de noter en outre que la propriété de faire fermenter ou de fluidifier l'empois ne dépend pas de la présence des bactéries, mais des microzymas qui les produisent, de telle sorte que si les bactéries avaient une autre origine que les microzymas des tissus, leur fonction devrait être toujours la même, ce qui n'est pas. Notons enfin que la bactérie développée ne possède que la fonction du microzyma, dont elle dérive.

Remarquons que la transformation de l'empois ne peut pas être attribuée à une zymase des glandes employées. Ainsi, les glandes du fœtus de veau de 4 mois ayant été réduites en pulpe, leur infusion a fourni une dissolution qui n'a été que très-faiblement active quand la glande employée était la parotide ou le pancréas. Comme cela devait être, dans aucun cas il n'y a eu formation de glucose; à peine s'est-il formé des granules de Jacquelain.

§ II. — Étude de l'action des glandes sur le sucre de canne.

Toutes ces expériences ont été faites dans les mêmes conditions que celles qui ont déjà été décrites.

Veau. Fœtus de 5 mois environ. — 26 novembre 1874.
Veau. Fœtus de 4 mois environ. — 5 décembre 1874.

Ces expériences, faites sur des fœtus de différents âges, sont très-semblables; je les décrirai en même temps, en notant les particularités pour chacune d'elles.

Les organes du fœtus de 4 mois ont été réduits en pulpe et lavés à l'eau créosotée jusqu'à ce que plus rien ne soit précipité par l'alcool à 90° centésimaux ; ceux des fœtus de 3 mois ont été employés sans être lavés.

Foie. 10 gram. de cet organe sont mis en présence de 100 gram. de dissolution sucrée.

Il y a eu réduction du réactif à l'aide de l'acide acétique dans les deux cas : liquide acide. Au microscope, rares bactéries, microzymas associés surtout.

Pancréas. La moitié de la glande est ajoutée à 100 gram. de la dissolution de sucre de canne.

Il y a eu réduction dans les deux cas, à l'aide de l'acide acétique ; mais il y a eu quarante-huit heures d'avance pour le fœtus de 4 mois : liquide peu acide. Au microscope, chaînettes de microzymas, microzymas libres et associés à deux.

Parotide. Une des glandes est mise en présence de 100 gram. de la dissolution sucrée.

Il y a eu réduction directe dans les deux cas, et au même moment : liquide acide. Bactéries libres et en chaînes, microzymas associés

Thymus. 10 gram. de cette glande sont ajoutés à 100 gram de dissolution de sucre de canne.

Il y a eu réduction à l'aide de l'acide acétique dans les deux cas, mais avec une avance de vingt-quatre heures pour le fœtus de 4 mois : le liquide est acide. Au microscope, rares petites bactéries, microzymas associés surtout.

Rein. On ajoute 10 gram. de rein à 100 gram. de la solution sucrée.

Réduction du réactif à l'aide de l'acide acétique dans les deux cas, avec une avance de vingt-quatre heures pour le fœtus de 4 mois : liquide acide. Au microscope, petites bactéries libres et en chaînes, microzymas associés surtout.

Rate. 10 gram. sont mis en présence de 100 gram. de la solution sucrée.

Il y a eu réduction directe du réactif dans les deux cas, avec une avance de vingt-quatre heures pour le fœtus de 4 mois : liquide acide. Au microscope, rares bactéries, surtout des microzymas associés.

Ganglions mésentériques. Je n'ai employé que ceux des fœtus de 4 mois. Ils ont été mis en présence de 20 gram. de la solution sucrée.

Réduction du réactif à l'aide de l'acide acétique, trente-six heures après : liquide acide. Au microscope, microzymas associés; pas de bactéries.

Veau. Fœtus de 5 mois environ. — 26 novembre 1874.

Veau. Fœtus de 8 mois environ. — 20 novembre 1874.

Je décrirai ces expériences simultanément, en notant les différences.

Foie. 10 gram. sont ajoutés à 100 gram. de la dissolution de sucre de canne.

Réduction directe pour le veau de 5 mois trois jours après; réduction à l'aide de l'acide acétique seulement, pour le fœtus de 8 mois : liquide acide. Au microscope, belles bactéries, courtes et grosses ; microzymas associés.

Pancréas. La moitié de la glande est ajoutée à 100 gram. de la solution sucrée.

Il y a eu réduction directe dans les deux cas : liquide acide. Au microscope, petites bactéries très-grêles et microzymas associés.

Parotide. Une des glandes est mise en présence de 100 gram. de la solution sucrée.

Il y a eu réduction à l'aide de l'acide acétique pour le fœtus de 8 mois; rien pour le fœtus de 5 mois : liquide acide, bactéries longues et grêles, microzymas associés.

Thymus. 10 gram. sont ajoutés à 100 gram. de la solution sucrée.

Réduction pour le fœtus de 8 mois ; rien pour celui de 5 mois : liquide acide. Au microscope, bactéries longues et grêles, *bacterium termo*, microzymas associés, chaînettes de microzymas.

Rein. 10 gram. sont ajoutés à 100 gram. de la solution sucrée.

Réduction très-légère à l'aide de l'acide acétique dans les deux cas : liquide acide. Au microscope , bactéries en chaînes à plusieurs articles, bactéries libres, chaînettes de microzymas.

Rate. 10 gram. sont mis avec 100 gram. de la solution sucrée.

Pas de réduction, même à l'aide de l'acide acétique dans les deux cas : liquide acide. Au microscope, bactéries très-petites et rares, surtout microzymas associés.

Ganglions mésentériques. Les ganglions sont ajoutés à 20 gram. de la solution sucrée.

Réduction à l'aide de l'acide acétique dans les deux cas : liquide légèrement acide. Au microscope, très-rares bactéries, surtout microzymas associés.

REMARQUES.

Les glandes du fœtus de 3 et 4 mois se sont comportées d'une façon presque identique vis à-vis du sucre de canne, puisqu'il y a eu réduction dans tous les cas, soit que la réduction apparût directement, soit à l'aide de l'acide acétique. Il en est de même des fœtus de 5 et 8 mois. L'action est à peu près semblable.

Ce qu'il y a d'important à noter, c'est que les microzymas des tissus de fœtus ont une activité beaucoup plus grande sur le sucre de canne que les microzymas des tissus d'adultes, et évoluent difficilement en bactéries.

TROISIÈME PARTIE

Expériences faites sur les tissus humains.

—

CHAPITRE PREMIER

Expériences faites sur les tissus non glandulaires d'adultes.

Les tissus que j'ai employés sont : le poumon, le muscle et le cerveau. Ils ont été enlevés à un homme âgé de 35 ans, mort d'une fracture du crâne vingt-quatre heures après sa chute. Les mêmes précautions ont été prises que pour les expériences précédentes.

§ I. — ACTION DE CES TISSUS SUR L'EMPOIS DE FÉCULE.

Expériences commencées le 26 mai 1875.

Poumon. Ces organes sont sains. 10 gram. sont ajoutés à 100 gram. d'empois de fécule créosoté.

27. Liquéfaction complète. Le mélange est acide, il bleuit par l'iode. Au microscope, microzymas libres et associés, petites bactéries rares. Réduction légère à l'aide de l'acide acétique.

28. Réduction directe. Bleu violacé par l'iode.

Muscle. 27. Liquéfaction complète : le liquide est acide, il bleuit par l'iode. Au microscope, microzymas libres et associés, petites bactéries ; la striation musculaire est très-nette. Absolument pas de réduction.

28. La striation musculaire est à peine visible ; réduction directe.

Cerveau. Au niveau de la fracture, il y a un caillot sanguin très-considérable, de forme lenticulaire, dont l'épaisseur est de 2 centim. et demi.

On prend 10 gram de la partie saine, que l'on met en contact de 100 gram. d'empois.

27. Pas de liquéfaction.

28. La liquéfaction est à peine commencée : liquide très-légère-

ment acide ; bleu franc par l'iode. Au microscope, microzymas libres surtout, microzymas associés. Pas de bactéries.

2 juin. Liquéfaction complète ; bleu par l'iode ; pas de réduction, même à l'aide de l'acide acétique. Au microscope, microzymas libres et associés; pas de bactéries.

REMARQUES.

J'avais désiré pouvoir répéter les expériences faites sur les animaux, en employant des tissus humains. Un malheur m'a permis de les faire sur un sujet sain et mort rapidement. Les conditions de l'expérimentation sont ainsi aussi semblables que possible à celles des chapitres précédents, quoique les tissus n'aient pu être pris que vingt-quatre heures après la mort du sujet; les résultats sont aussi comparables que possible, bien que des différences notables aient été constatées.

Poumon. Il n'y a pas de différence entre la fonction des microzymas du poumon humain et celle des tissus des poumons d'animaux adultes.

Muscle. Mêmes observations que pour le poumon.

Cerveau. La liquéfaction de l'empois a été plus facile avec le cerveau humain qu'avec celui des animaux ; cependant il n'y a jamais eu de réduction du réactif cupropotassique. Comme pour ceux-là, on n'a pas constaté le développement des microzymas en bactéries.

§ II. — ACTION DE CES TISSUS SUR LE SUCRE DE CANNE.

Les tissus employés sont les mêmes que dans les expériences précédentes. Leur action sur le sucre de canne est extrêmement faible; cependant il y a eu des traces de réduction à l'aide de l'acide acétique pour le poumon et le cerveau.

Les bactéries sont extrêmement rares. On a surtout observé des microzymas associés et le *bacterium termo.* Pas de bactéries pour le cerveau.

Les mélanges sont acides.

L'action des tissus humains sur le sucre de canne se rapproche donc de celle des tissus correspondants des animaux; le cerveau humain cependant a légèrement agi sur le sucre de canne, tout en ne donnant pas de bactéries.

CHAPITRE II

Expériences faites avec les diverses glandes sur l'empois de fécule.

—

§ I. — Étude de l'action de ces diverses glandes sur l'empois
de fécule.

Les glandes employées sont : le foie, le pancréas et les paro·
tides.

Expériences commencées le 26 mai 1875.

Foie. 10 gram. sont ajoutés à 100 gram. d'empois créosoté.

27 matin. La liquéfaction est complète; le liquide acide bleuit par
l'iode. Réduction du réactif après l'addition de l'acide acétique Au
microscope, microzymas libres, associés ; bactéries petites, très-
mobiles; bactéries de grandeur ordinaire. .

28. Le mélange se colore en bleu très-violacé par l'iode. Réduction
directe du réactif.

Pancréas. 10 gram. sont ajoutés à 100 gram. d'empois.

La liquéfaction est complète une minute après. Trois heures après,
le mélange ne bleuit plus par l'iode et la réduction du réactif est très-
énergique.

27. Le liquide est acide. Au microscope, microzymas libres, associés ; rares bactéries.

Parotide. 10 gram. de la glande sont ajoutés à 100 gram. d'empois.

La liquéfaction est complète dix minutes après, mais le réactif cupropotassique ne décèle pas de glucose; ce n'est que le 27 que le réactif
bleu est directement réduit. Le mélange ne se colore plus en bleu par
l'iode : il est acide. Au microscope, microzymas libres, associés, et
belles bactéries très-longues.

REMARQUES.

Le foie et le pancréas n'ont présenté rien de particulier, mais
la parotide s'est montrée bien autrement active que celle des
animaux. La liquéfaction non-seulement a été rapide, mais le

produit de la réaction est allé jusqu'à la formation de dextrine ou de glucose, toute la fécule ayant disparu. Le mélange est devenu acide comme toujours, et on constate, comme pour les parotides des animaux, le développement de grandes bactéries semblables au leptothrix.

Cette façon particulière d'agir de la parotide humaine m'avait d'abord fait croire à un accident. J'ai donc répété cette expérience en employant la glande parotide d'une jeune femme morte de fièvre puerpérale. Les choses se sont passées comme pour la glande de l'homme de la précédente observation. Il paraîtrait d'après cela que les glandes salivaires de l'homme, et probablement aussi le liquide qu'elles sécrètent, sont doués de beaucoup plus d'activité que les mêmes glandes chez les animaux.

§ II. — ACTION DE CES DIVERSES GLANDES SUR LE SUCRE DE CANNE.

L'action des trois glandes employées est extrêmement faible, comme pour les tissus non glandulaires.

Il n'y a eu des traces de réduction à l'aide de l'acide acétique que pour le foie.

Les liquides sont acides, et au microscope on ne découvre que de très-rares bactéries, surtout des microzymas libres et associés à plusieurs grains.

CHAPITRE III

Expériences faites avec les tissus de fœtus humains.

—

Fœtus de 5 mois environ.

Ce fœtus m'a été remis par M. le Dr Kleinschmidt. D'après les renseignements donnés par la femme, l'avortement se serait produit dans le cinquième mois de sa grossesse. J'ai cherché du reste à vérifier ce fait, à l'aide des points d'ossification et de la longueur du fœtus.

Longueur totale : 0^m,27.
Pas de point d'ossification de la première pièce du sternum.
Pas de point d'ossification dans le calcanéum et l'astragale.
Longueur de la clavicule : 27^{mm}.

D'après ces données et celles fournies par la femme, nous voyons que nous avons réellement affaire à un fœtus âgé de 5 mois environ ; l'erreur est plutôt en plus qu'en moins, puisque la longueur de la clavicule correspond à celle d'un fœtus de 4 mois (Beaunis et Bouchard),

Les expériences que j'ai faites avec les organes de ce fœtus et des suivants sont exactement semblables à celles faites avec les fœtus de veau. Les précautions prises pour empêcher l'arrivée des germes de l'air sont identiques, ainsi que le manuel opératoire.

§ I. — ACTION DES ORGANES DU FŒTUS HUMAIN DE 5 MOIS SUR L'EMPOIS DE FÉCULE CRÉOSOTÉ.

Expériences faites le 29 mars 1875.

Pancréas. La liquéfaction n'a jamais été complète et le mélange est toujours resté visqueux.
On met fin à l'expérience le 4 mai.
Le liquide est acide, il bleuit franchement par l'iode. On n'obtient

pas de réduction directe avec le réactif cupropotassique ; elle apparaît extrêmement faible après l'addition de l'acide acétique.

Au microscope, microzymas libres, associés et en chaînettes; belles bactéries libres et articulées.

Poumon. Comme plus haut, la liquéfaction n'a pas été complète, même le 4 mai.

Le liquide est acide, se colore en bleu pur par l'iode ; la réduction du réactif bleu n'apparaît même pas après l'addition de l'acide acétique.

Au microscope, microzymas libres, associés ; très-petites bactéries rares.

Parotide. La liquéfaction a été lente à se produire, mais cependant le 3 mai elle est complète.

Le liquide est acide, se colore en bleu pur par l'iode ; la réduction du réactif cupropotassique n'apparaît même pas à l'aide de l'acide acétique.

Au microscope, microzymas associés, petites bactéries articulées, bactéries très-longues et immobiles ressemblant à des leptothrix.

Rate. Presque pas de liquéfaction, même le 4 mai.

Le liquide est acide, se colore en bleu pur par l'iode; la réduction du réactif bleu n'apparaît même pas avec l'acide acétique.

Au microscope, microzymas associés, *bacterium termo* et petites bactéries mobiles.

Rein. La liquéfaction est presque nulle, même le 4 mai.

Liquide acide, bleu pur par l'iode; rien par le réactif bleu additionné d'acide acétique.

Au microscope, microzymas associés et foule de petites bactéries.

Foie. Le 4 mai, la liquéfaction est presque complète.

Le liquide est acide, le mélange se colore en bleu par l'iode. Réduction très-faible directe du réactif cupropotassique.

Au microscope, microzymas libres et associés, en chaînettes ; bactéries grosses et courtes, libres et articulées.

Thymus. Liquéfaction incomplète, même le 4 mai.

Liquide acide, se colore en bleu franc par l'iode; pas de réduction, même après l'acide acétique.

Au microscope, microzymas libres et associés, bactéries libres et articulées, mobiles, très-grêles.

Muscle. Liquéfaction incomplète, même le 4 mai.

Liquide acide, bleu franc par l'iode. Le réactif n'est pas réduit, même après l'addition de l'acide acétique.

Au microscope, microzymas associés et libres, *bacterium termo*, petites bactéries.

Cerveau. La liquéfaction s'est opérée, mais le 4 mai le mélange est presque pris en masse par les granules de Jacquelain.

Liquide très-légèrement acide, bleu franc par l'iode. Pas de réduction du réactif bleu, même après addition de l'acide acétique.

Au microscope, microzymas libres et associés surtout; rares petites bactéries.

Placenta. Le 2 mai, la liquéfaction était presque complète.

Liquide acide, bleu violacé par l'iode. Réduction directe et énergique du réactif bleu.

Au microscope, microzymas associés; petites bactéries libres et en chaînettes; bactéries très-longues et immobiles.

Ces expériences reproduisent celles qui ont été exposées sur le fœtus de veau de 5 mois. On comprend que, la gestation de la femme et la portée de la vache étant de même durée, les conditions de vie du fœtus étant d'ailleurs semblables, si les principes de ce travail sont vrais, les résultats ne devaient pas être essentiellement différents.

Le placenta humain lui-même s'est trouvé doué d'activité, mais bien plus considérable que celle des tissus du fœtus. Il s'est comporté comme un tissu d'adulte, se rapprochant beaucoup de la fonction du foie, fait qui est d'accord avec l'observation de M. Claude Bernard, qui, ayant trouvé du glucose dans le placenta, l'a rapproché, quant à la fonction, du foie lui-même.

Pendant la rédaction de ce travail, il m'a été donné de vérifier ces conséquences sur un fœtus de 2 mois, que je dois à l'obligeance de M. Garimond. Je n'ai pu opérer que sur le foie et le cerveau.

Le foie de ce fœtus a eu moins d'action sur la fécule que celui du fœtus de 5 mois. La liquéfaction n'a jamais été complète, et les bactéries ont été plus rares.

Le cerveau, qui était diffluent, a peu agi sur l'empois de fécule, mais son activité a été cependant plus grande que celle du foie, car la fluidification s'est opérée. On a de plus noté l'apparition des bactéries.

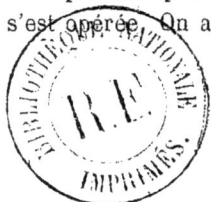

Tout incomplète que soit cette observation, je n'ai pas cru devoir la passer sous silence.

§ II. — Expériences faites avec les tissus d'un fœtus de cinq mois environ, et le sucre de canne.

Le *thymus*, le *muscle* et le *cerveau* se sont comportés de la même façon vis-à-vis du sucre de canne. Dans les trois cas, il y a eu réduction directe du réactif cupropotassique. Les mélanges étaient acides, et dans les trois cas on n'a pu constater au microscope que des microzymas libres ou associés ; pas de bactéries.

Le *foie*, le *rein* et le *poumon* ont agi d'une façon moins énergique : la quantité de glucose produite était très-faible, puisque la réduction du réactif bleu n'a apparu qu'après l'addition de l'acide acétique. Les mélanges étaient acides. Au microscope, ce sont les microzymas associés qui sont les plus nombreux ; cependant pour le rein on a constaté la présence de quelques bactéries petites.

Le *placenta* n'a pas eu d'action sur le sucre de canne. Quoique le mélange fût acide, il n'y a pas eu de réduction, puisque rien n'apparut par l'acide acétique. Au microscope, microzymas associés et rares *bacterium termo*.

Tous les organes placés dans le sucre de canne ont conservé leur forme et leur consistance ; ils se sont au contraire détruits dans l'empois de fécule.

REMARQUES.

Ces organes se sont tous comportés vis-à-vis du sucre de canne comme ceux de fœtus de veau de même âge.

§ III. — Expériences faites avec les tissus d'un fœtus humain de six mois environ, mort depuis douze jours dans l'utérus.

Ce fœtus m'a été remis par M. Grynfeltt ; d'après les renseignements, l'avortement se serait produit au sixième mois, et le fœtus aurait séjourné douze jours après sa mort dans l'utérus. Ce fœtus est en effet macéré, mais nullement putréfié. Il émet une odeur fade et tous ses tissus considérablement congestionnés sont flasques ; le cerveau en particulier est réduit en pulpe.

Le fœtus doit être sensiblement âgé de 6 mois, d'après les mesures et les points d'ossification.

Longueur totale............ $0^m,32$.
Longueur de la clavicule...... $0^m,031$.

Le calcanéum présente un point d'ossification.

La poignée du sternum possède un point d'ossification ; rien pour les autres pièces de cet os.

Pas de point d'ossification dans le condyle inférieur du fémur.

On laisse à dessein le fœtus plongé dans l'eau créosotée pendant vingt-quatre heures, au libre contact de l'air. L'autopsie faite, on abandonne les organes à eux-mêmes dans l'eau créosotée, pendant quarante-huit heures.

L'autopsie a été faite le 25 mai.

Au moment de commencer les expériences, on examine au microscope l'état histologique des divers tissus, à la fois au point de vue de la conservation des cellules et de l'état des microzymas.

Muscle (grand pectoral). Dans le tissu, on constate la présence de microzymas associés et de rares petites bactéries.

Foie. Toutes les cellules propres ont disparu; on ne retrouve que des noyaux, beaucoup de microzymas libres et quelques rares petites bactéries, parmi lesquelles le *bacterium termo.*

Poumon et *Cœur.* Rien à noter.

Pancréas. Microzymas associés et *bacterium termo.*

Thymus. Rares microzymas associés.

Rate. Rien à noter.

§ I.

Le 27 mai, on met les organes en présence de l'empois de fécule.

Pancréas. Liquéfaction complète vingt-quatre heures après. Liquide acide; se colore en bleu très-violacé par l'iode.

La réduction du réactif apparaît après l'addition de l'acide acétique, le lendemain.

Au microscope, microzymas associés surtout ; rares petites bactéries

Foie. Liquéfaction complète vingt-quatre heures après. Le liquide acide se colore en bleu par l'iode.

Le 31 mai, la réduction du réactif apparaît à l'aide de l'acide acétique.

Au microscope, foule de microzymas associés, bactéries peu nombreuses.

Rein. La liquéfaction n'est complète que le 30 mai. Le liquide est acide et se colore en bleu par l'iode.

Le réactif est réduit directement, mais faiblement.

Au microscope, microzymas associés et rares petites bactéries.

Thymus. La liquéfaction n'a jamais été complète. Liquide acide, bleu franc par l'iode.

Il n'y a pas eu de glucose formé, ni de dextrine : le réactif ne donne rien, même après l'acide acétique.

Au microscope, microzymas associés, rares bactéries.

Poumon. La liquéfaction a été complète.

Le liquide est acide. Le 30 mai, il se colore en violet par l'iode. Le réactif bleu est directement mais très-faiblement réduit le 30.

Au microscope, chapelets de microzymas et rares petites bactéries.

Muscle (cœur). Liquéfaction complète le 30 mai.

Liquide acide, se colore en bleu par l'iode. Une très-légère réduction du réactif apparaît par l'acide acétique.

Au microscope, rares associés ; beaucoup de bactéries moyennes, libres et articulées.

Cerveau. La liquéfaction est très-avancée, mais le mélange est visqueux.

Liquide très-légèrement acide, se colore en bleu par l'iode.

Le réactif cupropotassique ne donne rien, même après l'acide acétique.

Au microscope, chapelets de microzymas, microzymas associés légèrement allongés, mais pas de véritables bactéries.

REMARQUES.

Ces expériences sont semblables, à des nuances près, à celles qui ont été faites avec les tissus analogues d'un fœtus de veau de 5 mois ; cependant l'activité se manifeste un peu plus énergique pour le fœtus humain de 6 mois. Remarquons combien la macération a eu peu d'influence sur l'activité de ces tissus. Le cerveau lui-même a conservé l'inaptitude à produire des bactéries.

QUATRIÈME PARTIE

CONCLUSIONS GÉNÉRALES.

Les travaux de MM. Béchamp et Estor ont mis en évidence ce grand fait, savoir : la fonction d'un organisme, et dans cet organisme d'un tissu ou d'une cellule, dépend essentiellement des granulations moléculaires ou microzymas qu'ils contiennent. Un organe, un tissu ou une cellule ne sont vivants que de la vie de ces microzymas, puisque ceux-ci sont les facteurs prochains des uns et des autres. A l'encontre de l'École de M. Ch. Robin, ces auteurs nient qu'un tissu ou un liquide de l'organisme puisse être considéré comme doué de vie et capable d'opérer des transformations chimiques, s'il n'est en même temps doué de structure (de *structus*, bâti, comme le dit M. Robin). Or, il y a un moment donné de la vie d'un être où l'on ne peut découvrir dans ses tissus ou dans ses liquides rien d'organisé, dans le sens ancien du mot, c'est-à-dire où il n'y a pas de cellules et où l'on ne découvre que des granulations moléculaires; et si on ne veut pas admettre, avec M. Robin, que les cellules de l'organisme naissent, par génération spontanée, d'un blastème ou d'un protoplasma, il faut reconnaître que ces cellules en général, tous les tissus, sont le fruit de l'activité et de la fonction des microzymas.

De l'ensemble des expériences qui sont consignées dans cette Thèse, il résulte vraiment que tous les tissus doivent leur activité exclusivement aux microzymas qu'ils contiennent. En effet, on a vu que par l'analyse il était possible de séparer un tissu en trois parties : les parties actuellement liquides et solubles dans l'eau, celles qui constituent la substance chimique du tissu, et la dernière, la partie insoluble dans l'eau et les réactifs, qui

8

doit renfermer les éléments organisés. Or la partie soluble peut être douée d'une certaine activité ; et tandis qu'elle agit sur la matière qu'elle transforme, on n'y voit apparaître d'éléments figurés d'aucune sorte, ni granulations moléculaires, ni cellules, ni bactéries. La partie chimique insoluble du tissu est dépourvue d'activité ; on n'y voit également point apparaître d'élément figuré. Enfin la troisième partie, celle qui est à la fois insoluble dans l'eau et dans l'acide chlorhydrique étendu, est non-seulement douée d'une activité semblable à celle de la partie soluble, mais en outre elle est capable de faire subir à la matière fermentescible de nouvelles transformations, de l'ordre de celles que provoquent les ferments figurés; et, ce qui est véritablement significatif, on voit dans le plus grand nombre des cas apparaître les organismes, bactéries et autres, qui sont le résultat de l'évolution des microzymas qui avaient échappé à l'action des réactifs. L'expérience sur laquelle cette conclusion est fondée a été d'une très-grande netteté avec le muscle.

Mais si la partie soluble d'un tissu est douée d'une certaine activité chimique, d'où lui vient-elle ? On pourrait sans doute soutenir qu'elle vient du sang. Il résulte en effet, des recherches encore inédites de mon père, que parmi les matières albuminoïdes du sang il y en a une qui possède la fonction d'une zymase; mais, outre que cette matière y existe en très-petite quantité, son activité transformatrice est bien différente de celle des zymases analogues sécrétées par certaines glandes ou contenues dans certains tissus. Ainsi, la zymase du sang est incapable de saccharifier la fécule; au contraire, la néfrozymase[1] arrive aisément à la saccharification; la sialozymase (diastase salivaire) possède une activité égale sinon supérieure à celle de la diastase, et l'on sait que M. Claude Bernard a démontré avec une grande évidence que les parties solubles dans l'eau du tissu du pancréas contiennent une matière (pancréazymase) qui non-

---

[1] *Comptes-rendus*, tom. LX, pag. 445; et *Montpellier médical*, tom. XIV, pag. 231.

seulement saccharifie aisément l'empois, mais est capable d'acidifier les graisses. On ne peut pas admettre que ces matières viennent du sang, et il faut reconnaître qu'elles sont le produit de la fonction propre des tissus ou des glandes. Du reste, si tous ces produits venaient du sang, tous les tissus devraient en contenir, et dans tous les cas être les mêmes; or, les parties solubles du cerveau d'adulte sont absolument inactives sur l'empois de fécule. Cependant le sang n'en reste pas moins le liquide nourricier; et comme il n'y a pas d'effet sans cause, que la matière ne se transforme pas d'elle-même, il faut nécessairement admettre que quelque agent fait subir, dans les glandes, aux matériaux apportés par le sang, une transformation qui a pour conséquence d'engendrer des zymases. En toute vérité, une zymase est toujours le produit de l'activité d'un organisme préexistant. Cette conséquence devient d'une évidence lumineuse si l'on veut bien considérer ce qui se passe dans les végétaux supérieurs. Tandis que les parties vertes des plantes ne contiennent aucune substance soluble capable de saccharifier la fécule ou le sucre de canne, les parties colorées, les pétales et quelquefois le fruit, produisent l'anthozymase [1], qui est capable de saccharifier à la fois la fécule et le sucre de canne. L'apparition de la matière active coïncide par conséquent avec le changement de fonction qui accompagne la transformation de la feuille en pétales. Nous venons de voir que l'anthozymase pouvait agir à la fois sur la fécule et le sucre de canne. Jusqu'ici on ne connaît avec certitude aucune zymase d'origine animale qui agisse sur ces deux substances à la fois; la partie soluble du muscle a été sans action sur le sucre de canne. Or, les parties organisées agissent toutes, à la fois, sur la fécule et le sucre de canne, sans que pour cela il y ait transformation en glucose, ce qui tend à démontrer que les microzymas de ces tissus sont capables de se nourrir directement du sucre de canne. Ces conséquences nous amènent à faire ce rapprochement: c'est que, d'après les expériences rappe-

[1] *Comptes-rendus*, tom. LIX (1864).

lées dans l'Introduction, les microzymas atmosphériques transforment aisément le sucre de canne en glucose, et que, d'après Saussure, l'empois de fécule exposé à l'air donne également toujours du glucose. C'est là un nouvel argument qui témoigne invinciblement que les germes atmosphériques ne sont pas intervenus dans mes expériences.

Quand on considère un organe entier tel qu'une glande ou l'orge germée, personne ne discutera, et on admettra sans difficulté, à côté d'une certaine activité physiologique, une activité chimique corrélative. Mais on n'admettra pas comme aussi évidente l'activité physiologique et chimique dans un microzyma. L'activité physiologique y est démontrée par leur multiplication dans certains cas, et par leur évolution en bactéries ; l'activité chimique, lorsqu'il s'agit de la fluidification de l'empois, n'est pas aussi aisée à concevoir, à cause de leur insolubilité. Pour la démontrer, voici le raisonnement que, dans une circonstance particulière, mon père a dû faire intervenir. Il s'agissait des microzymas géologiques, et d'expliquer leur propriété de fluidifier l'empois. Il faisait remarquer que ces microzymas et ceux qu'il avait étudiés avec M. Estor étaient morphologiquement identiques, et que, bien qu'il y ait quelques différences dans leur activité comme ferments, les composés qui se forment sous leur influence sont pourtant du même ordre. Or la fécule, même à l'état d'empois, d'après les recherches de M. Payen, est complétement insoluble ; les microzymas des calcaires sont également insolubles, Comment deux corps également insolubles pourraient-ils réagir ? Si donc, disait-il, l'empois se fluidifie, et s'il ne peut l'être ni par le carbonate de chaux ni par aucun des autres composés minéraux des calcaires, il faut bien que ce soit grâce à l'influence des matières organiques de ces calcaires; or, ces matières sont également insolubles. D'autre part, la fluidification de l'empois est fonction de l'influence des acides, d'une température élevée, et de zymases analogues à la diastase. Mais la liquéfaction de l'empois par les calcaires ou par les microzymas se fait dans un milieu neutre et au-dessous de 40° : dans ces conditions, elle ne peut être due qu'à un ferment.

soluble ; et l'on sait que les ferments solubles, les zymases, sont toujours le produit de l'activité d'un organisme vivant : les granulations moléculaires organiques des calcaires sont donc vivantes, car elles sécrètent une zymase[1].

Ainsi, les microzymas animaux, quoique insolubles, fluidifient l'empois et quelquefois le saccharifient, parce qu'ils sont capables de sécréter une zymase. Mais, la zymase sécrétée étant le résultat d'une fonction de nutrition, il est évident qu'un microzyma ne possédera toute son activité que dans son milieu physiologique naturel. C'est ainsi que MM. Béchamp et Estor ont constaté que les microzymas du foie isolés n'opèrent pas la saccharification de l'empois, tandis qu'ils l'opèrent aisément dans les liquides albuminoïdes même insolubles de cet organe, parce que, s'en nourrissant, ils en sécrètent une partie sous forme de zymase. Quelque chose de semblable se passe pour les microzymas du pancréas. Si l'on isole ceux-ci, et qu'après les avoir rapidement lavés on les introduise dans la fécule, celle-ci sera rapidement fluidifiée et saccharifiée; et si le tissu lui-même, séparé de ses microzymas, opère lui aussi la saccharification, c'est qu'on ne peut pas le priver totalement de ceux-ci. Cette fonction, ils la conservent pendant longtemps; mais si on les abandonne pendant quelques mois dans l'eau au contact de l'air, sans s'altérer dans leur forme, ils perdent une partie de leur activité et se bornent comme ceux du foie à la fluidification de l'empois sans saccharification[2], ce qui est une autre façon de démontrer que les germes de l'air ne sont pour rien dans les expériences où l'on étudie la fonction des microzymas animaux.

Ceci nous conduit à rapporter quelques expériences déjà anciennes de M. Claude Bernard. L'illustre physiologiste, après avoir étudié les propriétés du suc pancréatique (saccharification de l'empois et acidification des graisses), s'en vint à se servir du tissu propre du pancréas; et, chose remarquable, mais aujour-

---

[1] Sur les microzymas géologiques de diverses origines, par M. Béchamp, tom. LXX, pag. 914.

[2] A. Béchamp : Expérience inédite.

d'hui expliquée, il trouva que celui-ci possédait la même fonction que le suc, et que par conséquent la matière active du produit de sécrétion ne réside pas dans le sang, mais dans le tissu même de l'organe sécréteur. Cette propriété, d'après M. Claude Bernard, n'appartient qu'au pancréas. Mais autrefois Valentin, Bouchardat et Sandras avaient déjà constaté que le tissu de cette glande possédait la propriété de saccharifier l'empois d'amidon; et M. Claude Bernard, étudiant au même point de vue les tissus des glandes salivaires, a constaté que ces tissus, pris chez le chien, ne saccharifiaient pas l'empois, tandis que ceux de l'homme opéraient rapidement la saccharification presque autant que le tissu du pancréas. Chez le lapin, il a également vu que le tissu des mêmes glandes est moins actif que celui du pancréas. Ces faits, j'ai été assez heureux pour les vérifier et établir ainsi que les microzymas, dans différents êtres et dans le même organe, peuvent être doués de propriétés différentes à ce point de vue, quoique les bactéries eussent les mêmes apparences.

J'ai noté la différence de fonction entre le foie et le pancréas d'adulte et ceux de fœtus.

M. Claude Bernard a fait voir que le foie du fœtus ne contient du sucre qu'à un certain âge : le glucose n'apparaît dans la glande que vers le cinquième mois pour le veau et pour l'homme. C'est précisément le moment où le tissu de foie acquiert chez ces êtres la propriété de fluidifier et de saccharifier l'empois de fécule. En effet, chez les fœtus plus jeunes, les foies se sont toujours montrés sans action sur l'empois, au point de vue des transformations isomériques ; mais ils n'en sont pas moins capables d'opérer la fermentation acide et de donner des bactéries. A cet égard, ils possèdent la propriété la plus générale des microzymas.

L'inaptitude des microzymas de très-jeunes fœtus à produire du glucose avec la fécule, nous explique pourquoi M. Claude Bernard n'a pas trouvé de glucose dans le foie de ces fœtus : c'est que ces jeunes microzymas ne sécrètent pas encore de zymase. Or le sucre du foie, d'après les expériences mêmes de ce savant, provient de la saccharification de la matière glucogène, substance analogue ou identique à la fécule soluble. Si donc ces microzymas sont incapables de saccharifier la fécule, ils ne doivent pas avoir davantage d'action sur la matière glucogène ; or les foies hydrotomisés ne fournissent plus de glucose aussitôt après l'opération, mais quelque temps après on constate de nouveau sa présence : c'est que les cellules du foie sécrètent ensuite la zymase nécessaire ; aussi constate-t-on que le foie d'adulte hydrotomisé, broyé et lavé, saccharifie l'empois. Les foies de fœtus très-jeunes contiendraient-ils de la matière glucogène, celle-ci ne pourrait pas être saccharifiée. Voilà donc un fait empiriquement constaté, dont la cause est parfaitement expliquée par la nouvelle théorie.

Le pancréas a offert naturellement l'occasion d'une vérification. Je ne connais pas d'expériences analogues aux précédentes sur cette glande. J'ai examiné des pancréas de fœtus à divers âges, comme je l'ai fait pour les autres tissus ; cela était d'autant plus intéressant que la spécialité de fonction de cette glande et son énergie permettaient de formuler des conclusions absolues. Or, les pancréas des fœtus de 1 à 4 mois sont absolument inactifs au point de vue de la saccharification de l'empois de fécule. J'aurais voulu pouvoir répéter les expériences de M. Claude Bernard concernant l'acidification des graisses, mais je n'ai pas eu assez de matériaux à ma disposition. J'examinerai cette question plus tard. Mais si les pancréas de très-jeunes fœtus ne fluidifient pas même l'empois, leurs microzymas n'en provoquent pas moins la fermentation acide en évoluant en bactéries. Il est très-remarquable que la fonction du foie et du pancréas de ces deux organes, d'une importance si grande, se dessine parallèlement, car c'est également à 5 mois que la fonction du pancréas apparaît, quant à sa propriété saccharifiante.

Les expériences de M. Claude Bernard, que j'ai vérifiées, ont démontré que la parotide humaine était infiniment plus active que celle du chien, que l'empois était rapidement saccharifié. Or, la parotide d'un fœtus de 6 mois a fluidifié l'empois, mais n'a pu arriver à la saccharification, même après un contact de six jours; les parotides suivent, pour le développement de leur fonction, la même loi que le foie et le pancréas.

En général, l'activité des tissus s'accroît des premiers temps de l'état fœtal jusque vers le moment de la naissance, et s'accentue dans l'âge adulte. Une exception remarquable s'est présentée ; il est important d'y insister.

Le tissu cérébral des animaux adultes et de l'homme ne fluidifie pas même l'empois de fécule ; celui des fœtus, au contraire, a d'autant plus d'action sur ce réactif qu'il provient d'un fœtus plus jeune; et tandis que les bactéries n'apparaissent jamais dans les expériences où entre la matière cérébrale d'adulte, il en apparaît dans celles où l'on emploie les cerveaux des fœtus, et d'autant plus facilement que le fœtus est plus jeune. Les choses se passent comme si pendant la période de la vie fœtale tous les efforts tendaient vers la création des éléments histologiques et de la nutrition des tissus; il fallait que le régulateur de l'organisation eût à ce moment le plus d'activité possible.

Les microzymas de l'œuf, comme ceux des fœtus, ont une action très-bornée sur l'empois de fécule ; c'est dans la matière cérébrale que leur activité se manifeste la première.

Mais nous avons aussi étudié l'action des divers tissus sur le sucre de canne. Ce qui se dégage de plus général de cette étude, c'est que les tissus de fœtus y agissent mieux que ceux d'adulte, et nous verrons que l'évolution des microzymas s'y fait avec un extrème difficulté.

En effet, j'ai toujours vù que les parties solubles et les parties organisées des tissus que j'ai examinés, même lorsque leurs microzymas évoluaient en bactéries, agissaient lentement ou n'agissaient pas sur le sucre de canne pour le saccharifier, sauf l'exception que je viens de citer pour les tissus de fœtus. M. Claude Bernard[1] avait déjà montré avec quelle difficulté le sucre de canne était transformé en glucose dans l'organisme. Ce sucre étant injecté « dans le système veineux général d'un chien, par une veine quel-

---

[1] *Physiologie expérimentale*, tom. II, pag. 322.

conque de la surface du corps, est rejeté au bout de quelques instants par l'excrétion urinaire».

Relativement à ce développement des bactéries, il convient de noter, ainsi que MM. Béchamp et Estor l'ont fait remarquer déjà, qu'il est incomparablement plus facile dans l'empois que dans tout autre milieu. Mais j'ai noté en outre que la transformation des microzymas en bactéries se faisait plus facilement quand on emploie des tissus d'adultes ; et à ce propos je rappellerai que, d'après les expériences de mon père, ce sont ceux de l'œuf qui subissent le plus difficilement cette évolution. Mais ce qui me paraît profondément digne d'être noté, c'est que les bactéries sont ordinairement grêles quand le développement des microzymas s'accomplit dans le sucre de canne. Elles sont ordinairement plus volumineuses et plus longues, ou articulées dans l'empois de fécule. A cet égard, il n'y a guère de différence entre les divers tissus. Une particularité s'est manifestée dans les expériences faites avec les glandes salivaires d'adultes et l'empois de fécule. Les bactéries y sont à la fois plus nombreuses, plus volumineuses et plus longues. Il y en a de si grandes, qu'elles méritent le nom de leptothrix, que M. Robin donne aux bactéries analogues que l'on trouve dans le tartre des dents ; comme ce que M. Ch. Robin a appelé *Leptothrix buccalis*, elles sont immobiles. Je ne pense pas que l'espèce particulière que ce savant a voulu faire de cette bactérie soit justifiée. En histoire naturelle, la dimension n'est pas un caractère suffisant pour établir la spécificité. On voit aussi par là ce qu'a de vain la prétention de chercher quelle est la place des bactéries dans la série des êtres organisés. Sont-elles des végétaux ou des animaux ? Les tissus animaux et végétaux en produisent également, ainsi que je l'ai rapporté dans l'Introduction. Elles dérivent toutes des microzymas, et ces petits organismes nous paraissent établir le lien le plus naturel entre les deux règnes vivants, comme si le Créateur, en les modifiant à son gré, leur avait imposé la fonction, selon les lieux, à tisser la trame d'un végétal ou d'un animal. On voit par là ce qu'a de peu fondé la classification que l'on prétend établir dans les bactéries, les vibrions, etc.

Du reste, jusqu'ici il a paru à mon père, et les expériences de ce travail conduisent à la même conclusion, que les bactéries possèdent la même fonction que les microzymas dont elles proviennent ou des tissus qui les contiennent. En premier lieu, il est possible d'obtenir de la salive buccale des microzymas sans bactéries. Or, si, comme l'ont fait MM. Béchamp, Estor et Saintpierre[1], on introduit de ces microzymas dans la salive parotidienne de chèval (laquelle ne saccharifie pas l'empois), cette salive acquiert la propriété de saccharifier la fécule. Les bactéries qui naissent dans ces conditions possèdent avec une égale intensité la propriété des microzymas dont elles proviennent. Il y a plus : si on laisse la salive buccale réagir sur le sucre de canne, au bout d'un temps plus ou moins long ce sucre commence à subir la fermentation alcoolique, et des bactéries et des petites cellules apparaissent. Eh bien ! les ferments isolés de cette fermentation sont capables encore de fluidifier et de saccharifier l'empois. Les bactéries que j'ai isolées des expériences avec glandes salivaires de chien possèdent, comme la glande elle-même, la propriété de fluidifier l'empois, mais sans le saccharifier.

Il s'est présenté dans le cours des mêmes expériences un fait qui ne doit pas être négligé. Le sucre de canne a subi, sous l'influence de certains tissus, la fermentation que l'on appelle visqueuse. Or, M. Péligot avait donné comme caractéristique de cette fermentation l'apparition d'un petit ferment cellulaire, plus petit que le globule de levûre de bière. Or, malgré le soin que j'ai mis à rechercher cette cellule, je n'ai pu la découvrir dans mes expériences. Il n'y existait d'autre ferment figuré que des microzymas et de rares bactéries. Il y a donc, dans certains cas, une modification de la fonction du microzyma et des bactéries qui les font agir comme le ferment de M. Péligot.

Les idées qui découlent de cet ensemble de remarques ne seront peut-être pas partagées par tous les auteurs qui se sont occu-

---

[1] *Du rôle des organismes microscopiques de la bouche*, etc. *Montpellier méd.*, tom. XIX, pag. 456. 1867.

pés de ces questions ; les uns n'ont attribué la propriété transformatrice qu'à la matière animale considérée au point de vue de ses
altérations ; les autres à une propriété de tissu, sans chercher la
cause réelle de cette propriété. La notion de tissu, au point de vue
philosophique (à moins d'admettre l'opinion de M. Ch. Robin qui
suppose une organisation sans structure), emporte l'idée d'organisation. M. Berthelot se range parmi les premiers. Le grand chimiste,
dans ses études sur la fermentation alcoolique et sur la fermentation
de la glycérine, a aussi employé diverses matières et divers tissus
animaux, tels que : gélatine, fromage blanc, fibrine, gluten, pancréas, testicules d'homme, de coq, de chien et de cheval. Des
transformations se sont opérées. Les phénomènes observés ten-
dent, dit M. Berthelot, à «assimiler l'influence du tissu testiculaire
aux actions de contact proprement dites, que l'on a observées en
chimie minérale ; cette interprétation est confirmée par la per-
manence de la structure microscopique du tissu testiculaire dans
le cours des expériences. Mais ce sont là des probabilités, plutôt
qu'une démonstration. En effet, les tissus animaux ne jouissent
pas de cette invariabilité absolue de composition qui caractérise
les composés minéraux agissant par contact. En même temps que
le tissu agit, il s'altère d'une manière continue, il se décompose
sans se putréfier[1] ». C'est en effet ce qui arrive le plus ordinairement quand on fait usage du sucre de canne et des autres substances que mon père a employées dans plusieurs de ses recherches:
glycérine, alcool. Seulement, M. Berthelot et M. Robin n'ont pas
tenu compte des granulations moléculaires qu'ils ont dû observer,
parce qu'on était gouverné par l'idée systématique que les phénomènes de fermentation n'étaient pas des actes vitaux. En effet,
M. Berthelot dit expressément : « L'influence des matières azotées
tient à leur composition et non à leur forme, car on opère les
mêmes changements sur la mannite et sur les sucres avec les
substances les plus diverses, et notamment avec la gélatine, com-

---

[1] *Transformation de la mannite et de la glycérine en un sucre proprement dit*,
par M. Berthelot. (*Annales de chimie et de physique*, tom. L, pag. 374. 1857.)

posé artificiel dénué de toute structure organique proprement dite [1]. »

C'est pour bien faire ressortir que c'est non la matière organique en tant que composé chimique qui agit, mais bien ce qui en elle est doué à la fois de forme et de vie, que j'ai cru devoir rapporter, tout fastidieux que cela ait été pour moi et que cela puisse être pour le lecteur, avec détail toutes les expériences telles qu'elles ont été faites, ainsi que les observations qu'elles ont provoquées. En agissant ainsi, j'ai voulu ne rien livrer au hasard d'un résumé ou d'une exposition d'ensemble. *A priori*, la nouvelle théorie devait faire prévoir qu'il y aurait certaines analogies entre la fonction d'un même tissu chez des êtres différents, et des différences dans celle des tissus divers du même être, ainsi que cela pouvait être pressenti comme conséquence, non-seulement des recherches de MM. Béchamp et Estor, mais encore de travaux antérieurs empiriquement exécutés. Eh bien ! la lecture attentive des expériences témoigne qu'elles diffèrent en quelque chose, et que, sauf de rares exemples, il n'y en a pas deux qui se ressemblent absolument, ni relativement aux transformations subies par la matière fermentescible, ni relativement aux organismes qui ont apparu, et cela peut tenir à ce que, dans un même tissu, il y a des microzymas de divers âges. Il n'y qu'une seule chose qui se soit constamment reproduite : c'est la fermentation acide. Ce dernier fait prouve incontestablement, à moins de rejeter toutes les expériences contemporaines les plus certaines relatives aux fermentations, que dans toutes ces expériences ce sont des ferments figurés qui ont agi. Or, au début il est impossible de trouver autre chose dans les milieux en expérience que des microzymas ; dans tous les cas, qu'il soient isolés ou encore enfermés dans leur gangue, c'est à eux qu'il faut attribuer la transformation observée. Et que l'on ne dise pas que ce sont là des propriétés de tissu, car, ainsi que nous venons de le dire, qui dit tissu affirme nécessairement l'organisation. — Mais il arrive que dans certains tissus, le

---

[1] *Sur la fermentation alcoolique*, par M. Berthelot. *Op. cit.*, pag. 325.

conjonctif par exemple, ou dans certaines de leurs parties, on ne découvre que des granulations moléculaires. L'expérience que j'ai rapportée, dans l'Introduction, sur les différentes parties du muscle témoigne que c'est seulement la portion absolument insoluble qui possède la plus grande puissance de fluidification et qui seule provoque la fermentation acide. S'il avait été possible d'isoler les microzymas de cette partie, il aurait été démontré absolument qu'en eux seuls réside l'activité du tissu. Mais cette démonstration a été donnée par MM. Béchamp et Estor, en opérant avec le foie.

Il a déjà été plusieurs fois question de l'intervention possible des germes atmosphériques. Sans doute, les personnes qui attribuent toutes les transformations et l'apparition des infusoires à ces germes ne manqueront pas, malgré la preuve donnée que la créosote empêche totalement la transformation de l'amidon et du sucre de canne par ces germes et leur évolution en bactéries, ne manqueront pas, dis-je, de soutenir que les résultats obtenus s'expliquent par l'intervention de ces germes. Mais alors, je demanderai comment il se fait que dans celles où j'ai évité la présence des microzymas des tissus, il n'y a jamais eu de fermentation acide et quelquefois même aucune transformation; et comment, dans les expériences faites avec certains tissus de fœtus, l'action a été faible ou nulle? Pourtant, la présence de l'air a été si peu évitée dans certains cas, et en particulier lorsque la matière était privée de microzymas, que les fioles étaient simplement couvertes avec un papier. Ces dernières expériences, que l'on peut considérer comme des témoins, ont été continuées pendant des mois sans voir aucune transformation s'accomplir, et aussi sans apparition de bactéries. D'ailleurs, ainsi qu'on peut le remarquer dans les expériences avec la matière cérébrale, si compliquée dans sa composition et si altérable, la transformation a été extrêmement faible à la fois comme modification allotropique de la fécule, et comme fermentation acide ; et, de plus, l'on n'a jamais noté, si ce n'est pour les cerveaux de fœtus, l'apparition des bactéries; tout au plus a-t-on noté des microzymas associés.

Ainsi, d'une part la méthode d'expérimentation adoptée a pour objet d'annihiler l'influence des germes atmosphériques, et d'autre part il a été constaté que dans certaines expériences, même quand on introduisait des tissus organisés, des organismes nouveaux n'apparaissaient pas, résultat qui conduit inévitablement et d'une façon absolue à confirmer ce que nous avons déjà noté pour les microzymas du foie et du pancréas : que leur fonction n'est pas la même dans les différents centres organiques.

Nous avons souvent employé les mots *germes atmosphériques*. Que faut-il entendre ici par le mot germe ? Il est évident qu'il ne peut s'agir ni d'ovules de microzoaires, ni de spores de microphytes. D'après les recherches de mon père, le mot vague de germes ne peut s'entendre que des microzymas; et cela suffit, puisque ceux-ci sont, dans une circonstance donnée, les facteurs des bactéries et des cellules que l'on voit apparaître dans certains milieux où l'on n'a employé que du sucre de canne, et dans quelques expériences seulement de l'oxalate d'ammoniaque, de l'acétate de soude ou même de l'eau distillée[1]. Or, d'après les théories régnantes, un organisme, bactérie ou cellule de ferment, ne peut naître que dans un protoplasma. Je me demande où est le blastème ou le protoplasma, dans les expériences de cet ordre ; où sont-ils même dans celles où l'on fait intervenir, outre la matière fermentescible, des matières plus ou moins complexes, albuminoïdes et autres, comme la dissolution de sucre dans le bouillon de levûre ? Ce qu'il faut dire, c'est que dans la génération des tissus, depuis l'œuf et plus tard dans les êtres supérieurs, les microzymas de ce que l'on appelle blastème et protoplasma se servent des substances non organisées qu'ils contiennent, pour se multiplier, pour tisser des cellules et des organes, de la même manière que les microzymas atmosphériques se servent des mi-

---

[1] *Sur la fermentation carbonique et alcoolique de l'acétate de soude et de l'oxalate d'ammoniaque* (Comptes-rendus, tom. LXXI, pag. 69); et *Sur le développement des ferments alcooliques et autres dans des milieux fermentescibles sans l'intervention directe des matières albuminoïdes (Ibid, tom. LXXIV, pag. 115), par M. Béchamp.

lieux qu'on leur prépare. C'est précisément ce que MM. Béchamp
ét Estor ont démontré dans leurs expériences sur le développement embryonnaire ; c'est qu'en effet, ainsi que mon père l'a démontré, on ne découvre à un moment donné dans l'œuf que des
microzymas et une matière complexe dont ils se serviront pour
produire tous les tissus du nouvel être.

Telles sont les vues que les expériences de cette Thèse m'ont
suggérées. C'est là que ce travail devait se terminer. Mais au moment où j'écrivais ces Conclusions, paraissaient dans la *Gazette
hebdomadaire de médecine et de chirurgie*, des articles de M. Ch.
Robin « sur la nature des fermentations, en tant que phénomènes nutritifs désassimilateurs des plantes[1] ». Par ce titre, on voit
que M. Ch. Robin a brûlé ses vaisseaux, et que les fermentations
ne sont plus des phénomènes de contact ; il adopte, en l'énon-
çant à sa manière, une démonstration donnée par mon père : que
les produits de la fermentation sont en effet des produits de désassimilation. Mais ce n'est pas de cela qu'il s'agit ici.

Dans un de ces articles, M. Ch. Robin, qui en 1866 confessait
que l'on ne connaissait pas le rôle physiologique rempli par les différentes variétés de granulations[2], dit aujourd'hui : « Les corpuscules appelés microzymas par M. Béchamp sont en partie des micrococcus, et en partie, sans aucun doute, des corpuscules divers
par leur composition, désignés d'une manière générale sous le nom
de granulations moléculaires ». M. Robin, dans son *Traité du microscope*, 1871, p. 927, avait déjà attribué à un Allemand, M. Hallier,
d'Iéna, la découverte de la fonction des microzymas, sous le nom
de micrococcus. Mon père a déjà répondu à M. Robin et redressé son
erreur [3]. Je renvoie à cette réponse pour la démonstration que le
nom de microzyma et la découverte de leurs fonctions sont anté-

[1] *Gazette hebdomadaire*, juillet 1875, pag. 435.
[2] *Leçons sur les substances amorphes et les blastèmes*, pag. 11.
[3] *Montpellier méd. : Lettre adressée à M. Estor*, tom. XXVIII, pag. 45 et 550.

rieurs aux travaux de M. Hallier, pour qui les micrococcus sont nécessairement des productions végétales aboutissant à l'espèce génératrice. Je rappellerai encore que dans le travail intitulé : *Recherches sur la nature et l'origine des ferments*, mon père avait établi que les microzymas, avant d'aboutir à la bactérie, pouvaient passer par l'état de vibrion. Aujourd'hui M. Robin (article cité) ne conteste, ni la nature ni le rôle des granulations moléculaires. De même que mon père, il admet même qu'avant de devenir bactéries elles se transforment d'abord en vibrions. Cependant il y a certainement un grand nombre de cas où la bactérie apparaît sans que l'on puisse à aucun moment noter la présence de vibrions [1]. Avant de terminer ce sujet, qu'il me soit permis, quoiqu'il s'agisse d'un savant d'une haute notoriété, de m'étonner de le voir attribuer à un Allemand une découverte aussi féconde que celle des microzymas, et de le voir en outre soutenir que mon père et M. Estor confondent plusieurs choses sous le nom de microzymas, alors qu'ils ont donné avec une clarté si grande la caractéristique des microzymas, les distinguant avec le plus grand soin de la foule des choses que M. Robin a décrites avec tant de complaisance, dans ses Leçons sur les substances amorphes et les blastèmes, sous le nom de granulations moléculaires, confessant qu'il n'en connaissait pas la fonction ; et l'on a le droit d'être indigné en voyant dans cette même note toutes les phases de l'évolution du microzyma parfaitement décrites, sans citer les auteurs de cette découverte.

Avant de terminer ce travail, il nous a semblé bon de résumer en quelques lignes les faits qui y sont consignés :

Les microzymas sont des êtres doués de vie. On les trouve dans tous les êtres vivants et dans les terrains fossilifères.

Ils sont capables, selon les conditions dans lesquelles ils sont placés, d'évoluer en bactéries ou de former des cellules.

[1] Voir les travaux cités de MM. Béchamp et Estor.

Ce qu'il y a d'actif dans les tissus des êtres vivants est le microzyma, qui est contenu dans la partie de ces tissus insoluble dans l'eau et les réactifs.

Les microzymas des divers tissus d'un même être possèdent des fonctions différentes, quoique étant morphologiquement semblables. Cette fonction n'est pas la même chez l'adulte et chez le fœtus.

Les microzymas des tissus de fœtus ont peu d'activité sur l'empois de fécule, mais cette activité augmente avec l'âge du fœtus.

Les fonctions des tissus n'apparaissent qu'à un moment donné de la vie fœtale ; la fonction des glandes, telles que le foie, le pancréas, la parotide, n'apparaît que vers cinq mois ; cela est vrai non-seulement pour le fœtus humain, mais pour le fœtus de veau. Le cerveau fait exception à cette loi. L'activité de ses microzymas est d'autant plus énergique que le fœtus est plus jeune.

Les microzymas des tissus de fœtus ont, d'une façon générale, plus d'activité sur le sucre de canne que sur l'empois ; l'inverse a lieu pour ceux des adultes.

Les microzymas des tissus de fœtus étant peu ou pas actifs, ces tissus ne devaient pas contenir de zymase, ce qui a été vérifié.

Les microzymas des fœtus évoluent plus difficilement en bactéries que ceux des adultes, ce qui les rapproche des microzymas de l'œuf. Toutes choses égales d'ailleurs, cette évolution est plus facile dans l'empois de fécule que dans le sucre de canne.

Les diverses bactéries ne sont que le développement d'un même être : le microzyma. Elles possèdent la même fonction que le microzyma, d'où elles dérivent, quelles que soient leur forme et leur grandeur.

Les microzymas de tous les tissus sont capables de donner des bactéries. Le cerveau d'adulte est dépourvu de cette propriété.

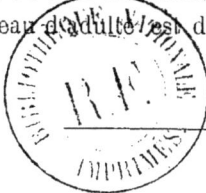

1.

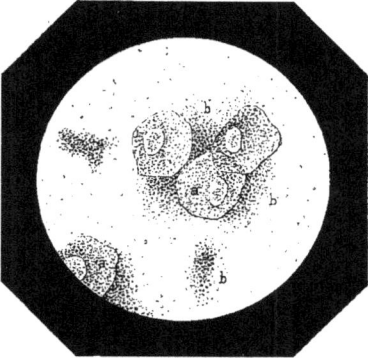

2.

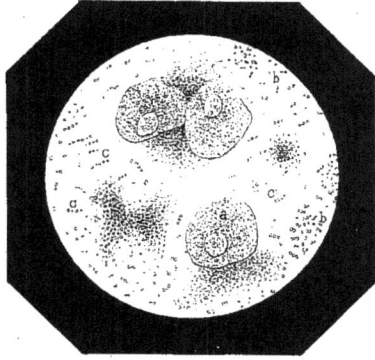

3.

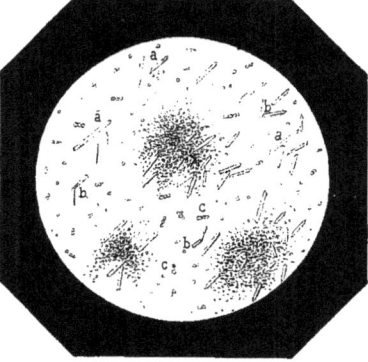

4.

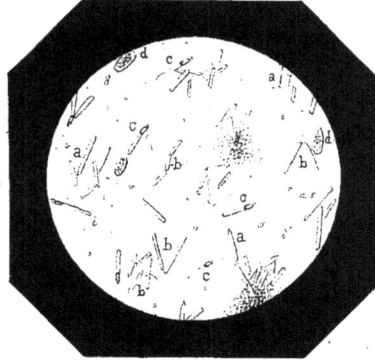

5.

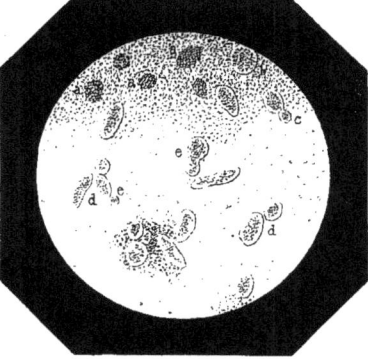

6.

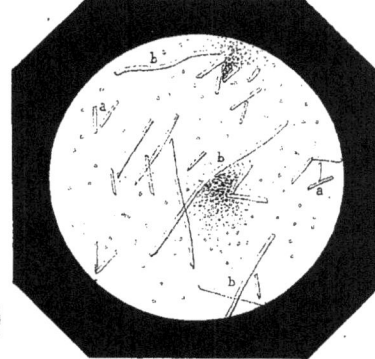

Béchamp. del.

Lith. Boehm & Fils. Montp.

EXPLICATION DE LA PLANCHE

Fig. I. (*a*) cellules granuleuses du foie, (*b*) microzymas extérieurs.

— II. (*a*) cellules granuleuses du foie, (*b*) microzymas associés, (*c*) chaînette de microzymas (Torula).

— III. (*a*) bactéries libres, (*b*) bactéries articulées ou associées, (*c*) microzymas en chapelets ou chaînettes.

— IV. (*a*) bactéries libres, (*b*) bactéries articulées ou associées, (*c*) *bacterium capitatum*, (*d*) noyaux des cellules du foie.

— V. Mère de vinaigre dans bouillon de levûre sucrée, (*a*) cellules en voie de formation, (*b*) cellule formée dans la masse, (*c*) cellules émergeant du lambeau, (*d*) cellules libres, (*e*) cellules bourgeonnantes.

— VI. Glandes salivaires dans la fécule : (*a*) bactéries, (*b*) leptothrix.

www.ingramcontent.com/pod-product-compliance
Lightning Source LLC
Chambersburg PA
CBHW071200200326
41519CB00018B/5308